解放疼痛的伸展全書

筋肉をゆるめる体操
体のコリと痛みに悩まない!

日本醫師8招鬆筋舒活法

「佐藤式淋巴痠痛療法」創辦人
佐藤青兒 醫師 著　　張萍 譯

前言

肩膀痠痛、腰部疼痛時，千萬不能拍打、揉捏。
也不要想去找人按摩。
雖然會想要伸展一下筋骨，但其實是不能做伸展運動。
即使有做肌肉訓練，也不會變得不易疲勞。
總之，就是不建議運動。
身體的痠痛或疼痛問題，只要用非常輕柔的力道去觸摸、抖動，並且調整呼吸，很快就能夠治癒。

第一次聽聞上述內容的人，想必會非常震驚吧！
或許有些人會認為「只是隨便說說吧」、「沒聽過這種事」。

當然，即使是吹牛皮說大話，也不可能毫無依據就空口說白話。

我是一名牙醫師，多年來從事顳顎關節症候群（Temporomandibular joint disorder）相關治療工作。詳細內容還會在本書中提及，總之身為一名牙醫師在不斷摸索、實驗的過程中，發現了人類身體構造的秘密、肌肉難以捉摸的特性，以及顎骨（下巴）對整個身體的影響力。

簡單來說，只要能夠將身體調至平衡狀態、讓體內的「水」循環狀況變好，肌肉以及骨骼所發出的疼痛訊號就會瞬間消失。在此要特別提醒各位的重點是「**不是要鍛鍊肌肉，而是要放鬆肌肉**」。

我研究出一種可以放鬆肌肉、去除身體疼痛、調整身體狀態的體操療法——「佐藤式淋巴痠痛療法」，並且將其命名為「肌肉放鬆操」。

一直以來，為了將我的想法以及這套體操療法推廣出去，每個月都會在日本各地舉辦免費的座談會。

目前已經舉辦超過一千五百次的座談會、總計參加者人數達五萬人。**甚至曾有一位原本必須倚靠枴杖才能起身的高齡婦女，在參加完座談會後卻可以不拄枴杖自行離場**。

此外，我們也在美國、加拿大、義大利、韓國、中國、泰國等地舉辦座談會，並且積極培訓講師。

本書集結了相關的最新成果。

內容除了包含輕鬆去除身體痠痛的方法，也從「預防面」的角度提供身體的照護法、採取正確姿勢的方法等。

人類的身體原本就具備優異的能力，**天生就是一百分**。

因此，與其想要獲得更多及最新的資訊，更重要的是我們必須不斷地去思考該如何讓人體維持在一百分的狀態。

用現在比較流行的詞彙來說，「忠實呈現」一詞即可充分表達出這個概念。

衷心期盼各位讀者能在翻閱本書後，擁有無病、無痛、無煩惱，舒適愉快的每一天。

佐藤青兒

目錄

第2章 立即改善痠痛的佐藤醫師神奇放鬆操

第3章 關於痠痛，你必須知道的身體結構知識

第4章 每天不疲倦的「站姿」「坐姿」「走路姿勢」

第5章 改變生活小習慣 一分鐘自我療法

來自日本各地的「肌肉放鬆操」經驗分享

原本肩膀非常痠痛，雖然經常去整脊按摩，但是幾天後又故態萌發。進行「肌肉放鬆照護」後，原本堅硬的肩胛骨放鬆了，身體也變得輕盈。從沒想過自己的肩膀能夠柔軟到這種地步。

（四十八歲・男性）

我只有在想到時才做肌肉放鬆照護操，但竟然改善了原本受畏寒症所苦的手指冰冷問題。不僅改善畏寒症、肩膀痠痛以及腰痛問題，也舒緩了我在身體上、心理上的緊張。此外，因為我的改變，孩子們失控哭鬧的情形也跟著減少、情緒變得比較穩定。

（三十六歲・女性）

我一直有腰痛問題，直到遇見佐藤式淋巴痠痛療法，上半身因此得到舒緩，到現在已經完全沒有任何症狀。孩子與先生身體不適或是疼痛時，也會利用淋巴照護法控制症狀。

（五十歲・女性）

三十年前右手中指骨折後就無法彎曲的手指變得可以彎曲了，我自己也相當驚訝。實際感受到佐藤式淋巴痠痛療法理論，能夠啟動身體本身擁有的自我治癒力。

（五十九歲・男性）

十幾歲時經常腰痛，疼痛已是家常便飯，有好幾年的時間根本忘了什麼叫做不痛。無意間參與到免費的示範座談會，體驗到疼痛突然咻一下消失的瞬間！不只是腰部，全身都變得輕盈，腳趾、手指也變得溫熱，當時的感動到現在都忘不了！

（三十歲・女性）

每到傍晚，肩膀就會開始卡卡的，身體也變得沉重，自從進行佐藤式淋巴痠痛療法後身體就變得很輕盈，連心情都變得比較開朗。

（三十二歲・男性）

多年來經營電腦教室，因而罹患了電腦綜合症，也就是所謂的眼睛疲勞、肩膀痠痛、腰痛等問題，原本我每個月要花十萬日幣去按摩，但是採用佐藤式淋巴痠痛療法的自我照護後，所有的問題都迎刃而解。

（五九九歲・女性）

因青光眼造成視線狹隘，進行佐藤式淋巴瘦痛療法恢復健康後，連帶原本診斷為橋本氏甲狀腺炎所造成的甲狀腺功能低下問題都恢復到正常值。另外，今年健康檢查報告發現原本已陷入骨質疏鬆症的骨質密度竟然恢復到同年齡層平均值的101%。

（五十九歲・女性）

佐藤式淋巴瘦痛療法最棒的地方在於可以自我控制。不需要一直花錢請人施作，有空時就可以進行自我照護，原本以為腰痛問題會一輩子和我如影隨形，已經呈現放棄狀態，沒想到現在竟然可以過著和腰痛無緣的生活，真是非常感謝。

（三十歲・女性）

顳顎關節症候群的後遺症是嘴巴一張開就會發出很大一聲「喀！」在外用餐時往往覺得很丟臉。原本想說不會好了，而放棄治療，持續進行自我照護一個半月後，齒顎竟然變得可以順利開闔。這小小的改變，燃起了我的希望！突然覺得自我照護操變得很有趣，大約過了五個月，除非在非常安靜的地方，不然幾乎不會聽到齒顎開闔的聲音。

（四十一歲・女性）

第1章

一切傷害皆源自於「僵硬萎縮的肌肉」！

「捶背」的誤解

各位知道《捶背》（肩たたき）這首日本童謠嗎？

♪媽媽　讓我幫您捶捶背
嗵嗵　嗵嗵　嗵嗵嗵

這首由西條八十作詞、中山晉平作曲的童謠在我孩提時期，是電視或是廣播節目每天都會播放的歌曲，小學上課時也會唱，所以印象很深刻。甚至到現在偶爾也還會聽到呢。

為了慰勞辛苦工作的母親，孩子幫母親捶捶背。歌詞中還提及由於接近母親的頭髮，才驚覺母親的白髮已經那麼多。

這是一首表達親子之間情感的名曲。

這評價應該是歷久不衰吧！但是，從醫學的觀點來看這首童謠的歌詞，卻讓人覺得有點遺憾。

♪ 噹嗵　噹嗵　噹嗵嗵

恐怕呈現的是一種孩子手握拳頭、拚命捶打母親肩膀的狀態吧！

其實**捶打**母親**肩膀這種「捶背」的孝順行為，反而會加重肩膀痠痛的問題**。

為什麼我會這樣說呢？

「拍打．揉捏」是遠離健康的兩大不良習慣

根據日本厚生勞動省（相當於中華民國衛生福利部）的調查（二〇一六年「國民生活基礎調查」），每一千人當中有三〇五・九人具有生病、受傷等自覺症狀。

依症狀來分類，男性最多的是腰痛，接著是肩膀痠痛。女性則是以肩膀痠痛為首，腰痛次之。從中我們得知相當多人都在為肩膀痠痛以及腰痛所苦。

然而，肩膀痠痛、腰部疼痛時，你會怎麼做呢？

應該都會試著自己拍打、揉捏那些不適的部位，如果症狀還是沒有改善，就去找人按摩。這樣的人應該不少吧。

按摩也算是一種拍打、揉捏的行為吧！總之，**很多人認為拍打、揉捏可以治好肩膀痠痛以及腰部疼痛**。

我自己從年輕時期就有腰痛的問題，過去一直都用拍打、揉捏的方式處理。也去做過不少次按摩。但是完全沒有好轉。甚至還去泰國做過泰式古法按摩，當時不但沒有好轉，反而還惡化到只能臥床休息。

這件事情該不會是按摩人員的技術問題吧？

其實並非如此。

後續我們還會再做更詳細的說明，但是這裡要告訴各位的是肩痛、腰痛等身體疼痛時，拍打、揉捏反而會使症狀更加惡化。因為這樣做**只會使肌肉僵硬、破壞肌肉**。

其實按摩這件事情是一種忽視人體本身以及肌肉特質的行為。可惜的是，象徵孝順的捶背行為也是一樣的。

不能做伸展運動

所謂伸展運動，是一種延伸、拉長伸肌肉的運動。日本方面也在一九八〇年左右開始廣為人知。

據說除了可以提高肌肉彈性、擴大關節可動區域，還有各式各樣的好處。

身體的肌肉伸展開來，的確會覺得很舒爽。不過，那些只是一時的效果。從長遠的眼光來看，肌肉伸展和拍打、揉捏一樣，會破壞肌肉，使肌肉僵硬。

原本**「舒爽」這件事情就很可疑**。假設「舒爽」對人們的身心有益，麻醉藥應該也算是好東西吧！

那麼，會對身體帶來不良影響的拍打、揉捏、伸展，為什麼會成為肩痛、腰痛的主流治療方法呢？

因為許多人都對身體構造、肌肉特質有所誤解。

甚至可以說已經將錯誤的「常識」深植在腦中。

運動會縮短健康壽命

運動對健康有益，是人們一直以來的「常識」！

那麼，究竟運動為什麼會對身體有益呢？其實是源自於「身體不動，不益健康。所以，能夠幫助身體動起來的運動，就對健康有益」的想法。

不過，正確的觀念又是如何呢？身為牙醫師的我認為「這是毫無道理的誤解」。

運動就是燃燒。燃燒是指吸入氧氣，將養分轉變為能量、排出氧化物。

說到燃燒，我們只要活著，自體本身就在燃燒。

那麼，燃燒對身體是有益的嗎？

比方說，在房間內燃燒木炭。

會發生什麼事呢？如果在通風不良的地方燃燒，房間內的人就會因為一氧化碳中毒而死亡。

如果只是想要燃燒木炭，該怎麼辦呢？其實只要注意吸氣與排氣狀況。開窗、燃燒木炭即可。道理很簡單，但是一想到木炭的可怕，還是會有一絲的不安吧。

想要更安全地燃燒木炭，也可以選擇換氣能力更好的暖爐。在暖爐中燃燒木炭，會比較安全。

不過，燃燒木炭這件事情本身就與危險相連。

因此，**重點是不要大量燃燒，而是確實進行抽氣與排氣，讓木炭可以穩定地燃燒**。

使用暖爐的重點是要清潔排煙口及抽氣口。

身體也完全一樣。運動時，與其讓身體拚命燃燒大量的能量，倒不如確實讓身體吸氣、呼氣，穩定地燃燒能量更重要。

雖然目前還是少數，但是已經有一些科學家與學者認為運動對身體有害。

日本大妻女子大學教授大澤清二就是其中一人，根據大澤教授的研究團隊調查發現，比較經常運動的體育系學生與不太運動的文理科生，體育系學生的壽命比文理科生短六年。

問題在於肌肉是否具備「幫浦」功能

比起運動，更重要的是肌肉本身的幫浦功能是否能夠有效運作。

即便如此，大家還是誤以為消耗能量最重要，所以都拚了命的運動。拚命運動後，會變得怎樣呢？會因為氧氣不足，而覺得喘不過氣來。於是，就出現了燃燒不完全的情形。

這和在通風不良的地方燃燒木炭的情形一樣。

當木炭燃燒不完全時，會釋放出毒性很強的一氧化碳。**體內也會出現毒性很強的自由基**。一旦肌肉的幫浦作用微弱，就無法將自由基排放至體外。

如此一來，自由基會開始攻擊細胞及血管，進而引發一些疾病。

一直以來都有許多職業棒球選手、足球選手等年輕運動選手猝死。明明應該是很健康的運動選手，怎麼會發生這些事？許多個案發生的原因其實是受到自由基攻擊。

希望各位能夠從截至目前為止所談論的內容中理解，這些才應該是這個世界的正確「常識」。

那麼，現在就來告訴各位肌肉該有的正確狀態（構造）吧！

「越痛越舒爽」這種按摩隱藏危險

似乎有不少人喜歡去給別人按摩。我也不討厭按摩這件事情。身體被按壓時，往往會有一種疼痛的舒爽感……。

這所謂「疼痛的舒爽」感，很容易讓人上癮呢。

不過，這時被揉捏、敲打的肌肉內會出現很嚴重的變化。

究竟會發生什麼事情呢？那就是緊繃的肌肉纖維會因此而斷裂。

原本肌肉就是由一根根像細吸管般的纖維集結成束，成為看起來像香腸的形狀，兩端較細。

相當於香腸表皮部分（Casing）的筋膜是一種袋狀膜。香腸內灌的肉則是肌肉纖維。

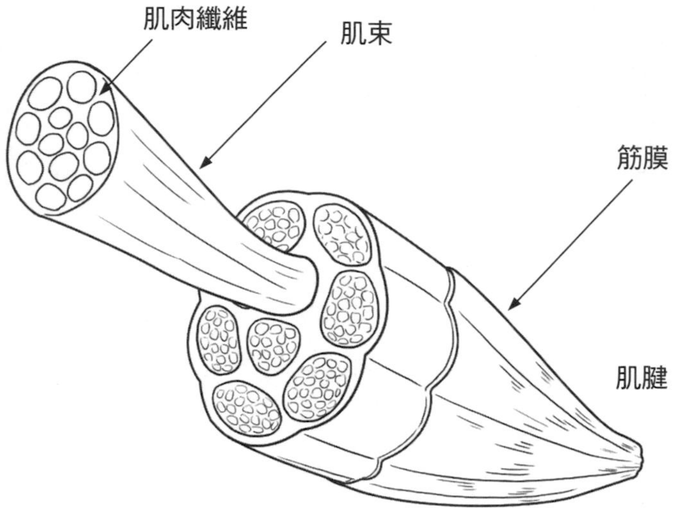

所謂肩痛或腰痛就是一種肌肉緊繃的狀態。

如果像擰手帕般扭轉香腸，表皮會立刻破裂，肉餡也會跟著爆開。拍打、揉捏肌肉等按摩行為，就如同在對香腸施暴。

肌肉受到強勁力道，筋膜當然會破裂，肌肉纖維也會跟著斷裂。**「越痛越舒爽」，其實是因為肌肉受到破壞。**

也就是說，肌肉破裂使體液漏出，肌肉會變得柔軟有彈性。因為緊繃的狀態得以宣洩、壓力消除，就不會覺得不適、情緒也會跟著轉好。然而，在有破洞的狀態下，肌肉的幫浦功能便會跟著下降。

幫浦功能一旦轉弱，就會造成更嚴重的循環不完全。

肉質較堅硬的牛排煎烤時，我們會用刀背等處先拍打肉片。雞腿肉等則要先「去筋」、用刀子在肌肉纖維上畫幾道刀痕。肉質會因此變得比較柔軟，是因為肌肉受到破壞。

這是一種可以讓我們吃到柔軟肉質的「技巧」，但是我們卻不能夠這樣對待自己的身體。受到強力拍打、揉捏後，人類的身體會變成怎麼樣呢？

為什麼會出現「越揉越痠痛」的情形？

去做按摩後隔天，那些受到拍打、揉捏的部位會變得更痠痛。也就是所謂的「越揉越痠痛」。

不少人會將這種症狀稱作「症狀好轉的徵兆」。所以去做按摩後，即使越揉越痠痛也不會覺得奇怪。

真的是這樣嗎？

其實**「越揉越痠痛」這件事，所表現出的就是肌肉受到破壞的結果**。先前我們談過按摩會使筋膜以及肌肉纖維受傷。受傷後，當然會留下痛感。這就是「越痛越舒爽」真正的原因。

不過，人體具有自癒能力、受傷的組織還會修復再生。也就是說，我們可能全身都受過傷。

受到破壞的肌肉纖維當然還會再生，麻煩的是肌肉纖維會變得比以前更僵硬。極端一點的說法是**越是按摩某部分，肌肉就會變得越僵硬**。

明明按摩是為了讓身體放鬆，身體卻陷入了一種意想不到的狀態。

還有更可怕的事。

筋膜受到破壞後，這部分的肌肉會被擠壓出來，可能從此無法恢復至原有的狀態。這也是造成慢性疼痛的原因。

原本以為是五十肩造成的疼痛，其實很可能是筋膜受到破壞的關係。因此，按摩這件事情，乍看之下對身體有益、人畜無害，其實卻是一種對人體而言非常不好的行為。

一分鐘看清「痠痛」真面目

那麼，為什麼會造成肩膀痠痛呢？

「痠痛」究竟是什麼？其實就是一種肌肉無法收縮、動彈不得的狀態。健康無虞的肌肉，只要適度活動一下，即可重新鬆弛或是收縮。

並且，藉由肌肉的幫浦功能，可以促進體液循環、獲得能源與氧氣。沒錯，肌肉原本是相當有彈性的。

然而，**一昧地收縮，或是相反的一昧地鬆弛，都會讓肌肉陷入僵硬的緊繃狀態**。

這種僵硬、動彈不得的狀態，會在肩膀等處造成「痠痛」問題。諷刺的是，肩膀痠痛又去做按摩，會使得肌肉在受到強力揉捏後變得更僵硬，反而加重了肩膀痠痛問題，這都是已經在醫學上證實的事情。

談到這裡，各位應該已經可以理解為什麼會出現肩膀痠痛了吧！然而，最根本的原因其實出在人類身體的構造。

我們還會在第三章詳細談論這個部分，人類身體呈現圓筒狀。圓筒的上方承載著頭部。

這顆頭其實相當沉重。成人頭部重量約為體重的一成。一般體型的男性，平均頭部重量約為六公斤。**六公斤相當於一顆保齡球或是一顆大西瓜的重量**。

圓筒狀是一個非常強壯的結構，只要能夠平衡，即使是圓筒狀的紙杯也能夠承載六公斤左右的物品，可惜的是頭部位置會稍微比身體前傾一些。

如果這個圓筒狀的身體無法支撐住頭部，**背部的斜方肌就會經常處於受到拉扯的狀態**。另一方面，由於脊椎在身體後側，如果由脊椎來支撐，則會形成斜方肌和脊椎兩者互相牽制頭部的狀態。

結果，很多人的肩膀就會往內縮，變成駝背。

這樣說起來，駝背可以說是一種必要的保護頭部姿勢。

事實上，肩膀痠痛的根本性原因也就在這裡。

經常受到拉扯的斜方肌處於一種僵硬的緊繃狀態，就會觸及到下一個我們要談論的單元，這種狀態會造成體內「水分」的流動情形變差而引發肩膀痠痛。

所以，肩膀痠痛或許可以說是人類身體構造的一種原罪。

肌肉僵硬，到底是出了什麼問題？

僵硬的肌肉除了會引發肩痛、腰痛等症狀，還會在體內造成其他的問題。最大的問題是肌肉僵硬後，「水分」就無法順暢地在體內流動。

人類身體有六十％以上是由水分所構成。但是，除了腦部、脂肪、骨骼外，肌肉的部分有八十％以上是由水分所構成。

人體的「水」必須經常順暢地流動，這一點對健康而言相當重要。

體內各處都有血管以及淋巴腺，用來運送水分。當然，細胞與細胞之間也會有體液流動，體液稱作「組織液（tissue fluid）」。

組織液是一種包含血管中氧氣與營養素的體液。負責將營養傳送至細胞，或是從細胞中排放出老廢物質。

肌肉的幫浦活動，可以促使組織液在體內循環。嚴格說起來，肌肉的活動方式其實和心臟一樣。

我想各位已經了解肌肉所扮演的重要角色。這部分不用再多說，想要讓肌肉完全發揮能力，也就是指能夠順利反復收縮與鬆弛地循環體液，就必須讓肌肉保有原本彈性的狀態。

那麼，肌肉僵硬時會怎樣呢？

肌肉在僵硬狀態下，無法充分吸收體液（組織液），新注入的水分也無法進入。

這樣一來，就無法排出老廢物質，這些疲勞物質就會囤積在體內。成為助長肌肉「痠痛」的循環障礙。肌肉幫浦的能量來源、氧氣都會跟著枯竭。

所謂循環障礙（circulatory disturbance）是指無法像濕地、溝渠的水順利流動的狀態。該狀態也會加重肌肉的痠痛情形。

肌肉僵硬時（收縮時），或許有些人會說：「那麼，只要伸展一下肌肉，就會有幫助吧」。

在此明白地告訴各位，那是相當大的誤解。

「收縮」的相反詞，並不是「伸展」，而是「鬆弛」或是「膨脹」。

也就是說，**「放鬆肌肉」指的是「讓肌肉膨脹起來」**。

即使伸展肌肉，肌肉也不會膨脹。反而會因為反射動作而收縮。也就是說，在肌肉僵硬時伸展，只會造成肌肉收縮、使得肌肉變得更僵硬。

我個人不建議採取伸展運動的理由就在此。

那麼，該如何讓僵硬的肌肉放鬆呢？

還有，該如何避免肌肉僵硬呢？

肌肉訓練使身體變差

即使是強度很強的金屬，也會在長時間使用的過程中發生龜裂等劣化情形。這就是所謂的金屬疲勞！

從中衍生出另一個名詞是「慢性工作疲勞」，這個名詞往往用於因為長時間工作使得身心受損的狀況。

其實肌肉也會有慢性工作疲勞的情形。人類過了三十歲，肌力開始下降，肌肉本身也會變得僵硬。

體液無法滲透至僵硬的肌肉。水分因此無法循環，造成必要的氧氣與營養素無法穿越肌肉，使得體內不斷囤積疲勞物質。

如同先前談論過的內容，這種惡性循環會導致肩膀痠痛等身體方面的疼痛問題。

那麼，該如何是好呢？

根據一般的做法，這時就會出現進行肌肉訓練等建議。

的確，進行肌肉訓練可以增加肌力，可以把那些隨著年齡流失的肌肉找回來。

我們也可以得到看起來不錯的外觀。

在某種程度上，的確會有一定的效果。但是，**在三十、四十歲時因為進行肌肉訓練，而把身體搞壞的人可以說是有上升的趨勢**。別說是改善肩膀痠痛，很多時候反而會加劇肩膀痠痛或是疼痛問題。

但是，許多人卻一直忽視這個問題。

就讓我們來探究一下理由何在吧！

所謂肌肉訓練，就是一種藉由反復收縮肌肉，使肌肉量增加的運動。肌肉收縮就會僵硬。**只要透過鍛鍊、不讓肌肉放鬆，肌肉就會逐漸僵硬**。

我們先前已經談論過肌肉僵硬的「壞處」。

因此，為了讓肌肉健康，逆向操作使肌肉變軟（放鬆）是否會比較有益呢？

事實上的確如此。

那麼，該怎麼做才能夠正確放鬆肌肉呢？

方法就是進行我們所提倡的「肌肉放鬆操」。

「嬰兒般的柔軟度」才是最理想的肌肉狀態

談到「重返往日時光」之類的話題，大家可能會認為只有老年人才那麼想，但是關於肌肉，最理想的狀態卻是回到嬰兒時期的柔軟度。

的確，隨著年齡增長，肌力會跟著衰退。因此，很多人認為「如果沒有肌力，就會老化」所以鼓勵大家進行肌肉訓練。然而，事實上**是否擁有肌力與老化並無關聯性**。

目前公認老化的主要原因是細胞氧化與糖化。當然，肌肉也會隨著年齡而衰退，但是那並不是老化的直接原因。

更進一步來說明，就算擁有肌肉，也無法消除肩痛、腰痛的症狀。

事實上，許多進行下半身鍛鍊的自行車選手皆飽受腰痛所苦。從另一個角度來看，即使肌力不足，只要肌肉柔軟、有彈性，就不會引發肩膀痠痛或是腰痛。

證據可以從嬰兒身上找到。

如果肌力衰退會導致肩膀痠痛等問題，那麼幾乎沒有肌力的嬰兒，又該如何是好呢？

他們應該也會深受肩膀痠痛等症狀所苦吧？

然而，實際情形是如何呢？嬰兒明明沒有鍛鍊肌肉、整個身體軟趴趴的，除了沒有肩痛、腰痛等症狀外，他們的皮膚還很光滑、完全沒有皺紋等問題。

其實，嬰兒這種柔軟度才是最理想的肌肉狀態。

找回柔軟肌肉的方法就是進行「肌肉放鬆操」。那麼，就請安心的回到往日時光吧！

治療疼痛重點是要讓肌肉「柔軟」

相信各位已經可以從目前為止的內容中理解，肌肉訓練只會讓肌肉收縮、僵硬。

既然如此，各位為什麼還要拚命去做一些會讓肌肉收縮的訓練呢？肩膀、腳、小腿肚……。如果因為痠痛、疲勞而揉捏這些部位，等於是強制施加力道在這些部位上。

人體內原本就具備能讓組織液循環的系統（關於「組織液」，將會在第三章中說明）。在這些部位強制施加力量，身體當然會有所反抗。

就像討厭牽繩的狗一樣，即使拉扯牽繩也完全不願意動。膽怯的羊也是如此。越想讓牠們動作，牠們越是抵抗。

但是，一旦解開繩索，牠們就會快速跑走。

肌肉的狀況也一樣，**越是強制，越會萎縮、僵硬**。強制反而會造成不良的結果。

所以我主張不強制、必須解放肌肉。解放肌肉這件事情，我們稱作「肌肉放鬆（release）」。

換句話說，讓肌肉膨脹就是讓肌肉放鬆。當然，放鬆與伸展是完全不同的東西。

即便如此，世界上還是充滿著許多誤解與錯誤觀念。

許多醫師不斷告訴患者，腰痛就該去鍛鍊腹肌。假設腰痛是因為肌力衰退，那麼幾乎沒有肌力的嬰兒們應該都會腰痛吧！

然而，事實上，嬰兒們並沒有腰痛的問題。日本厚生勞働省官方網頁上也提及根據厚生勞働省調查，肌力比一般女性強的男性，煩惱腰痛問題的比例更高（自覺症狀前五名當中，腰痛所佔的比例＝男性約三十二％、女性約二十九％）。

腰痛並不是因為肌肉衰退而引起，而是因為肌肉收縮、僵硬的關係。

一根灌得很緊繃的香腸，只要稍微一折，外皮就會啪一聲地破裂。

然而，如果是一根柔軟的香腸，即使折彎，外皮也不會破裂。也就是說肌肉不會疼痛、外膜也不會破裂。

明明就是因為受到壓迫才出現腰痛，竟然又用壓迫的方式去治療？這樣的作法實在令人費解。

肌肉放鬆重點在「抖動」

那麼，該如何藉由「肌肉放鬆操」，讓肌肉變得柔軟呢？

不做伸展運動，當然也不做運動，**只要在肌肉以及肌肉周邊，用非常非常輕微的力道抖動即可**。具體作法會在第二章實踐篇中完整地告訴各位。在此，請各位先在腦中牢記如何使用這種「非常非常輕微的力道」。

肌肉只會對輕柔的力道有反應。

強迫孩子「去用功念書」，孩子通常不太會照父母所說的去做吧。反而結果往往都是有所反彈。肌肉也具有類似的特性，越想用強勁的力道使其放鬆，反而會讓身體變得更僵硬。

更進一步來說，人體具有可以對肌肉發出「請收縮」的指令系統，但是卻沒有「請放鬆」的指令系統。即使自己想要放鬆，卻往往不得其門而入。

那麼，該如何是好呢？

讓肌肉放鬆，只能透過間接的動作。

了解肌肉特性後，我想出了一種能讓周圍肌肉動作，給與微弱刺激，對腦部發出訊號，促進自律神經動作，用來放鬆肌肉的方法。

其實只要輕輕抖動，即可讓肌肉恢復柔軟度，有趣的是，**抖動周圍的肌肉，也能同時抖動到想要放鬆的主要肌肉**。我稱這種現象為「同步同調」。

由於所有肌肉都相連在一起。所以怎麼可能會和「同步同調」沒關係呢！

「肌肉放鬆操」充分利用到肌肉「同步同調」特徵。因此利用「同步同調」可以說是「肌肉放鬆操」的奧義。

肌肉最喜歡「舒緩」的運動

在抖動肌肉方面，除了「放鬆肌肉操」以外還有其他方法。建議各位採用一種稱不上運動的輕柔方式，抖動身體。

現代日本人飽受肩膀痠痛所苦，大家通常會認為是沒運動到肌肉的關係。隨著電腦普及，不論是工作或是採買東西，只要坐著就可以完成所有事情。沉重的商品還可以由宅配人員幫忙運送至家中玄關。

的確，我們處於便利的世界，因此減少了讓身體動一動的機會，當然也變得不太會使用到肌肉。

如果不使用肌肉，我們的身體會變成什麼模樣呢？

最大的問題是**無法確實維持反復收縮、鬆弛的「幫浦運動」功能**。

充滿人體的體液循環會因此變得不順暢，而使肌肉僵硬。如同我們先前所提到的，肌肉僵硬是造成肩痛或是腰痛的最大原因。

當然，老廢物質無法順利排除時，也容易造成健康或美容上的問題。

因此，如果不使用肌肉，我們的身體會出現很多不適的情形。所以，我們需要讓肌肉動一動。

然而，先前已經談論過我們是要讓肌肉動一動，但不是慢跑或是肌肉訓練等激烈的運動，那樣反而會造成反效果。

激烈運動的負荷量過大，反而會使得肌肉更加疲勞、僵硬。

有些運動不會對肌肉造成負擔，比方說，像是超慢跑（Slow jogging）。

超慢跑是由日本福岡大學田中宏曉教授所提倡的一種有氧氣運動，是比一般的跑步更為緩慢、更接近走路的慢跑運動。

這種程度的緩慢運動，正好適合抖動肌肉。

顛覆常識的全身性療法

我們所提倡的、非常輕鬆簡單的與肌肉相處之道，幾乎顛覆一般社會的「常識」。甚至可以說是不合常理的方法。

當然，我並不是故意要與眾人作對、在社會上特異獨行。

肌肉非常適合放鬆的力道。我之所以會這麼武斷，因為我是一名牙醫師。

我擔任顳顎關節症候群治療的牙醫師多年。

所謂顳顎關節症候群，簡單來說就是口部顳顎連動的肌肉及周邊疼痛，使得顳顎關節無法順利運作的一種症狀。除了顳顎疼痛之外，主要症狀還有顳顎部位會發出聲響、無法張大嘴巴等。

目前顳顎關節症候群的治療方法尚未完全確立。一般的治療方法是調整咬合位置、安裝矯正裝置（Mouthpiece）（分散顳顎力量）、按摩咀嚼肌（放鬆僵硬的咀嚼肌）等。

我自一九九六年執業以來，主要都是採用指導病患按摩咀嚼肌的方法。當然，許多患者都因此而治癒或是改善症狀。然而，也有不少患者的症狀反而更加惡化。

起初，我找不出理由何在。

某次，我試著放輕按摩力道。用更輕微的力量進行顳顎關節照護。沒想到不可思議的事情發生了，患者的症狀竟然逐漸有所改善。力量越輕柔，越有效果。

這令我驚訝不已。

「想要放鬆僵硬的肌肉，輕柔的力道才有效！」

輕柔的意思是要**讓肌肉鬆弛**。

不論鞋帶綁得再怎麼緊，只要稍微抖動，最後自然地就會鬆脫。這兩者的道理是一樣的。

然而，不斷用力拉扯鞋帶，只會越來越緊。越是拉扯，鞋帶就會越緊。我突然意識到強力拍打、揉捏肌肉，是否也會造成同樣的狀況。

這就是「肌肉放鬆操」誕生的契機。

「弄鬆」與「放鬆」的差異

或許有些人會認為「讓肌肉放鬆」這件事情，「只要把僵硬的肌肉弄鬆就好了吧」。

不，這其中有一些微妙的差異。「弄鬆」是指肌肉受到揉捏、拉扯，所以必須像做伸展運動一樣延伸、拉長肌肉，藉由揉捏的方式「弄鬆」肌肉。

而原本所謂的「放鬆」是指將擠在一起的肌肉細胞纖維，以不施加力道的方式讓肌肉恢復至沒有糾結的狀態。

活生生的人類肌肉並不是牛排肉，按壓、拉扯、拍打只會變得更僵硬。肌肉遭到破壞時雖然會稍微變軟一些，但是在實際意義上肌肉細胞並沒有放鬆。

那麼，在這邊先告訴各位，除了「佐藤式肌肉放鬆操」之外的肌肉放鬆方法吧！

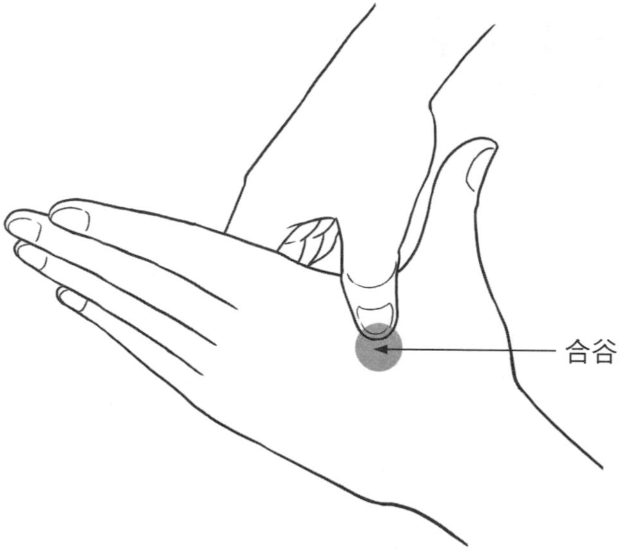

各位有聽說過「合谷穴」（虎口）這個穴位嗎？這個穴位位於手背位置、拇指與食指中間的位置（參照上圖）。

按壓下去時會覺得疼痛。也就是所謂的壓痛點（**TP trigger point**）。輕輕觸碰此穴位，同時重複吸氣、呼氣四次。

接著，雙手重複張開手掌、握拳八次為一組動作。重複三組後，觸碰的位置就會變得柔軟，也不再是壓痛點了。

也可以尋找其他壓痛點，以同樣方式輕柔地觸碰，藉由重複吸氣、呼氣，讓該點輕輕地動一動，原本觸碰的位置以及其周圍都會跟著放鬆，壓痛點也會消失。壓痛點越少越好。

如果沒有出現效果，表示觸碰的力道過強。**請以二十克重以下的輕柔力道觸碰**，重新進行一次！（編註：二十克重相當於拿起三枚新台幣十元硬幣的施力重量）

不用擔心「是否要每天持之以恆？」

到目前為止，各位應該都已經理解放鬆肌肉的重要性了。並且應該也可以理解高強度運動、肌肉訓練以及伸展運動會造成的危險。

不過，如果完全靜止，不讓身體動一動也不行。**身體完全不動時，體內生成的氧化物排放功能就會變差**。因為無法充分發揮肌肉的幫浦功能。

話雖如此，但是也沒有過度燃燒的必要。重點在於「穩定性」。

如同先前所述，如果想讓房間內的蠟燭穩定燃燒，必須讓吸氣與排氣達到平衡。就算是有暖爐或是排煙口，如果過度燃燒也很可能造成燃燒不完全的情形。

運動方面也是一樣的，重點是要能夠穩定燃燒。因此必須經常留意吸氣與呼氣的狀態。

那麼，什麼時候適合進行肌肉療法？

就像打掃暖爐、排煙口一樣，隨時都OK。早上是最佳時機，或是在使用暖爐之前，想在使用暖爐後再進行維護也沒關係。當然，想要一天打掃三次也完全沒問題。

肌肉療法也是如此，隨時都可以進行。

重點是，**只要想到就可以立即進行肌肉療法**。每天早中晚都做也不嫌多，如果無法經常做，至少比沒做好。

排煙口清潔也一樣，一天一次、一週一次、一個月一次都比完全沒清潔來得好。所以，只要想到就做一下肌肉療法吧！

下一章，我們將具體介紹肌肉療法「肌肉放鬆操」的動作。

那麼，事不宜遲，各位就準備開始吧！

第2章

立即改善痠痛的佐藤醫師神奇放鬆操

開始之前，最重要的八件事

接下來是佐藤醫師神奇的「肌肉放鬆操」實踐篇。

首先要請各位記住的是進行「肌肉放鬆操」的八件事。也就是期望利用「肌肉放鬆操」獲得最大效果、最重要的注意事項。

①輕柔觸碰

不要揉捏也不要按壓。只要用非常輕柔的力道觸碰肌肉。二十克重以下的力道觸碰，即可讓肌肉充分放鬆。（編註：相當於拿起三枚新台幣十元硬幣的力道。）

②輕微抖動

稍微抖動肢體末端，讓緊繃而無法動彈的肌肉重新啟動。讓原本因為受到拉扯而緊繃的肌肉稍微收縮，並且藉由抖動慢慢地放鬆。

③利用反作用力，施加力量、釋放力量

肌肉內具有施加力量的指令系統，卻沒有釋放力量的指令。總之，沒有一個單獨的動作能夠讓肌肉放鬆。為了讓肌肉放鬆，我們可以有效利用力量施放之間的反作用力。

④慢慢呼氣

為了放鬆肌肉，呼吸的方法也是一大重點。慢慢地呼氣，能啟動自律神經中的副交感神經，藉此釋放身體力量。

⑤取得平衡

身體如果前後或是左右崩塌、失去平衡，就會更加拉扯肌肉，造成肌肉過度緊繃。為了不要讓肌肉陷入那種狀態，必須有意識地讓身體維持圓筒狀、保持平衡。

⑥同步同調

抖動身體一個組織部位時，鄰近組織也會跟著抖動，這就是所謂的「同步同調」。周邊組織放鬆，目標肌肉也可以跟著放鬆。

⑦多說「放～鬆」

身體和心靈一樣，會因為言語而使緊繃感變得遲緩、鬆弛。有意識地說出「軟軟地」、「癱軟」等詞彙，肌肉也會逐漸跟著放鬆。

⑧不揉捏・不按壓・不拉扯

前述列舉①～⑦的基本動作都必須在「不揉捏・不按壓・不拉扯」等條件下進行。

有些人會揉捏、抖動並且在進行伸展運動的同時呼氣，這些都是不好的行為。揉捏、按壓、拉扯等動作都會造成肌肉收縮。

「揉捏按壓、伸展運動」與「肌肉放鬆」兩者之間是對立關係。

進行「肌肉放鬆操」，同時進行「揉捏按壓、伸展運動」，是完全達不到效果的。

進行佐藤醫師「肌肉放鬆操」時，必須注意遵守以上八件事，如此身體就會變得「柔軟有彈性」，肌肉的疼痛狀況也會隨之消逝。

要特別注意的部分是①。無法達到理想效果的原因，最主要就是力道過大。**即便是當事人覺得力道已經非常輕柔，但幾乎都還是過於強勁。**

無法達到理想效果時，請不要執意繼續，可以參加「佐藤式淋巴痠痛療法」（さとう式リンパケア）講師、肌肉放鬆指導員（MRT Master）、自我照護指導員（Self-care Master）在日本全國各地所舉辦的免費講座，實際體驗何謂適當的力道。

①轉動耳垂

消除肩膀痠痛、減緩頭痛

可望帶來諸多效果的全效型療法。從 1-1、1-2、2，三個動作要連續做完，利用零碎時間，即可期待出現效果。重點在於，必須用非常輕柔的力道進行。

【功效】

●消除肩膀痠痛 ●減緩耳鳴 ●減緩頭痛
●消除臉部鬆弛 ●預防皺紋 ●改善消化
●改善呼吸 ●改善顳顎關節症候群
●增加唾液分泌 ●預防口臭 ●改善眼睛疲勞
●預防感染 ●提升免疫力
●改善發音・構音・聽覺障礙

Step 1-1
轉動耳垂

藉由轉動耳垂，可放鬆咀嚼肌，讓頸部變「鬆軟」。由於臉頰肌肉放鬆，亦可預防皺紋。

手指輕輕抓住左右耳垂根部，再輕柔地將耳朵稍微向上抬。

1

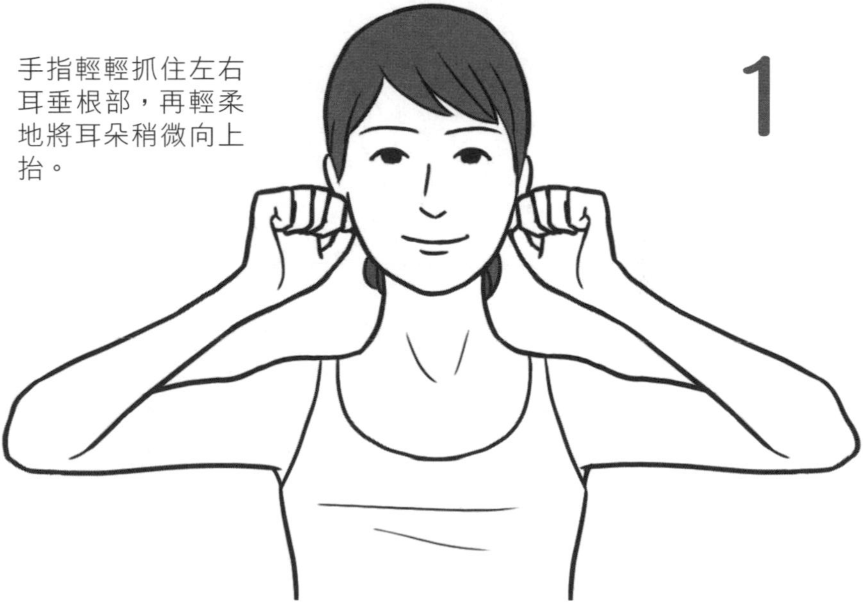

2

保持抓住耳垂的姿勢，用非常非常輕柔的力道，
從上向後轉動四次。
張開腋下，嘴巴微張，不要施加多餘力道，
放鬆臉頰外側的翼外肌。

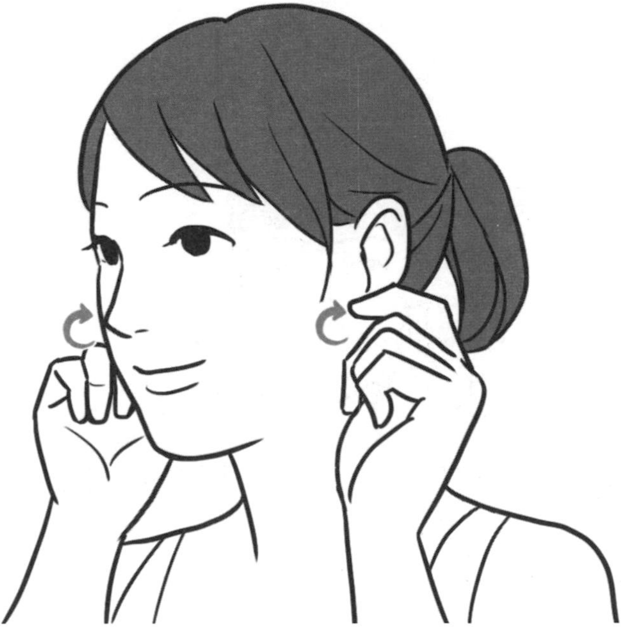

3

雙手掌心靠在臉頰上，用非常非常輕柔的力道，從顴骨到下頜骨的位置，來回撫摸四次。
藉此放鬆咀嚼肌。

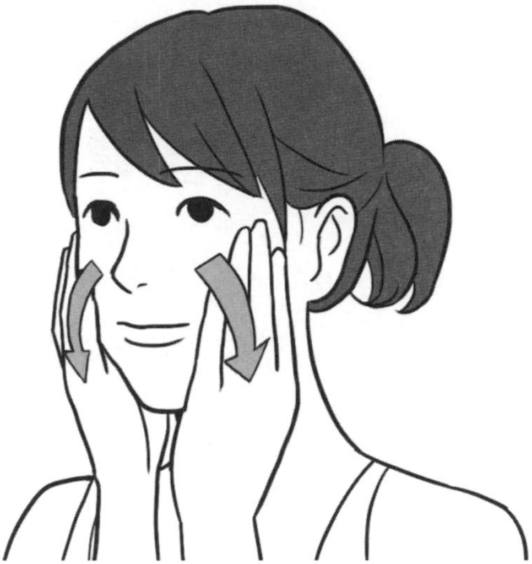

4

重複，再用手指輕輕將耳垂向上拉提，並且往後側轉動四次。

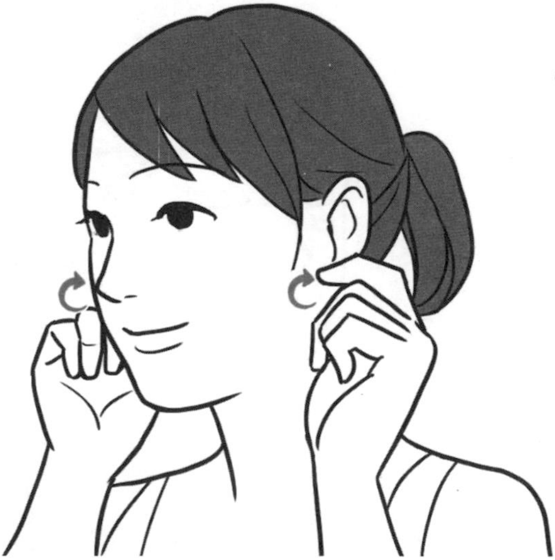

Step 1-2
抖動齒顎

接著，藉由轉轉耳垂放鬆的咀嚼肌，繼續抖動，達到「鬆軟」的放鬆程度。
在持續進行的過程中，可出現緊緻下巴的效果。

5

下巴輕輕向前伸出，發出「一」的聲音，然後再向後縮回。
重複四次。

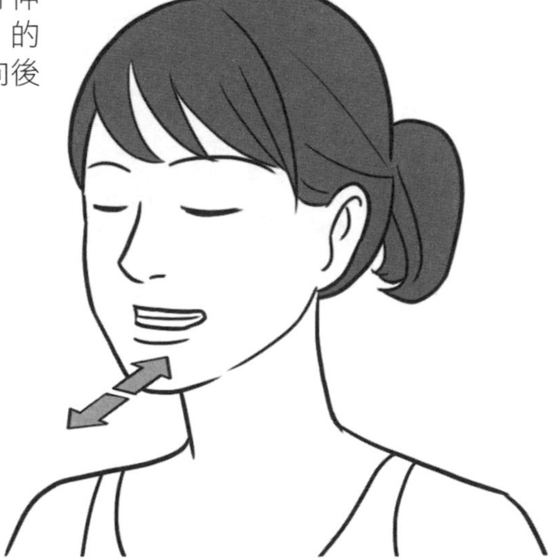

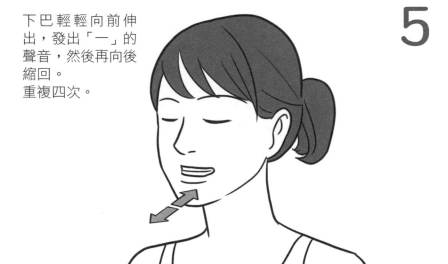

下巴有節奏地左右來回四次。

6

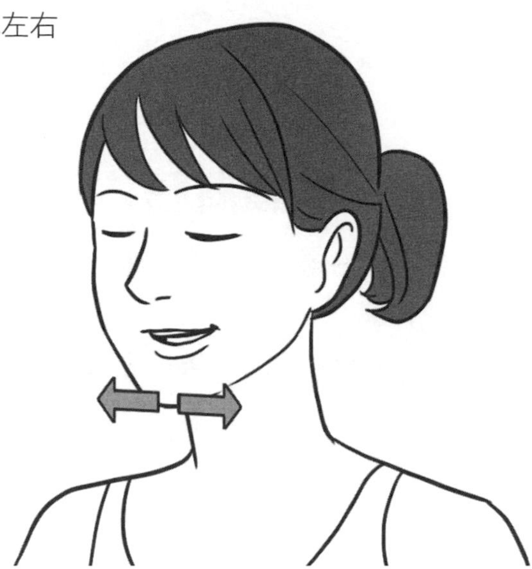

下巴再次向前伸出，張大嘴巴一次並且發出「啊」的聲音。

7

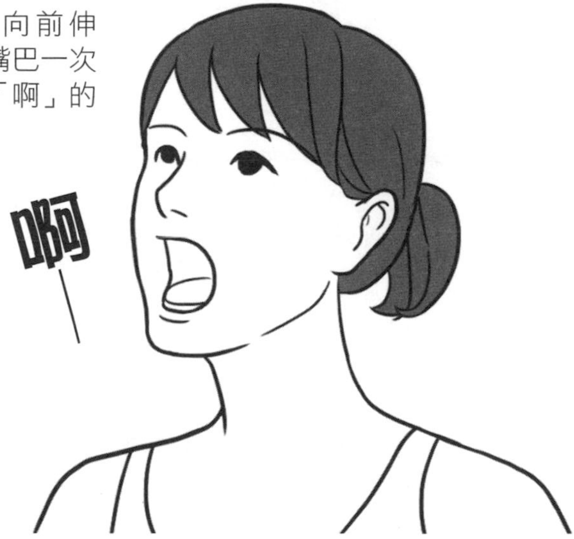

Step 2
轉動肩膀

「抖動耳垂」的最後一個步驟，是要抖動肩膀、放鬆肌肉。

注意避免胸部擴張、肩胛骨收縮，以免造成反效果。從「耳朵」開始抖動，可以讓肩膀放鬆到「鬆軟」的狀態。

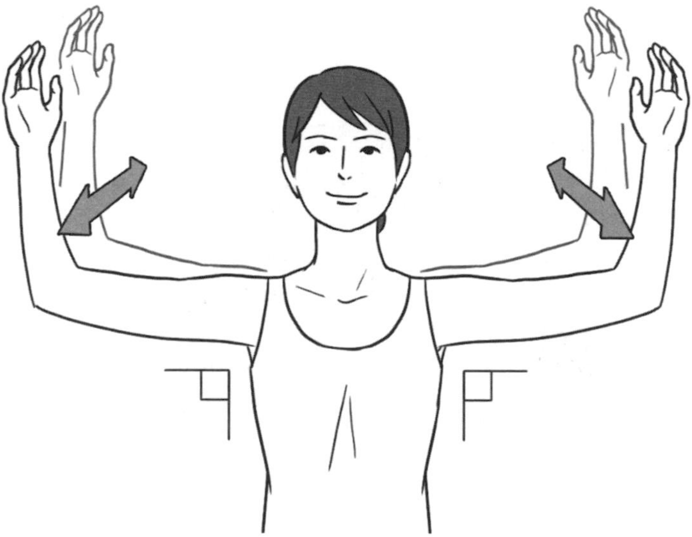

❶雙手手肘彎曲呈九十度，接著抬至肩膀高度。
❷掌心相對，下巴向前凸出。
❸手肘前後「擺動」四次。

8

9

手肘向後方「轉動」四次。
以耳朵為支點，做類似跳繩的動作。
請避免兩腋夾緊、胸部擴張、肩胛骨收縮的動作。
目的是藉此放鬆頸闊肌、胸大肌。

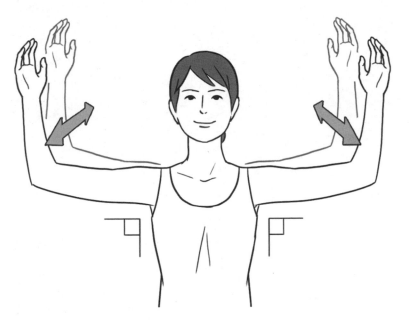

10

神奇放鬆操①轉動耳垂的一整套動作，是先重複進行步驟 **1～7** 三次（三組）、再進行一次（一組）步驟 **8～9**，最後重複進行兩次（二組）步驟 **1～9**。

※如果有人覺得手腕轉動不順暢、疼痛，
或是會不小心過度施力者，
可以只重複進行十次（十組）步驟 **1～7**，足以讓肩頸放鬆。

②單手萬歲式

消除頸部疼痛、改善睡眠障礙

這是可以瞬間擊退痛苦的肩膀酸痛問題，最即效性的方法。

【功效】

●消除肩膀痠痛、疼痛
●消除頸部痠痛、疼痛
●消除背部痠痛、疼痛
●頭皮照護（使頭皮變得鬆軟）
●頭髮變得秀麗　●增加髮量　●增加睫毛量
●改善頭痛　●改善疲勞　●改善睡眠障礙
●改善眼睛疲勞

1

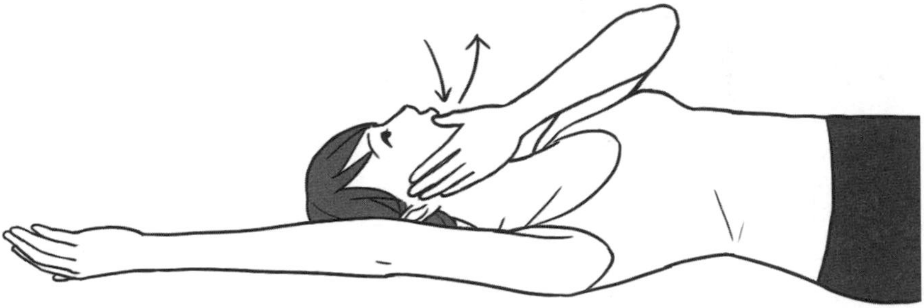

❶仰躺，單側手腕（假設先用右手腕）伸直，呈萬歲姿勢，掌心朝內。
❷將另一側的手（左手）輕觸碰到（右側）臉頰（頰肌）。
❸鼻子吸氣，接著放鬆力道、嘴巴慢慢呼氣（這時，為了放鬆力道可以讓右手肘微彎）完成動作。
❹再次伸直右手肘，重複一共進行三次呼吸動作。藉此舒緩咀嚼肌。

維持步驟 **1** 的姿勢，將原本放在臉頰上的手，慢慢地觸碰頸部肌肉（頸闊肌），重複進行三次與步驟 **1** 相同的呼吸方法。
藉此舒緩頸闊肌。

2

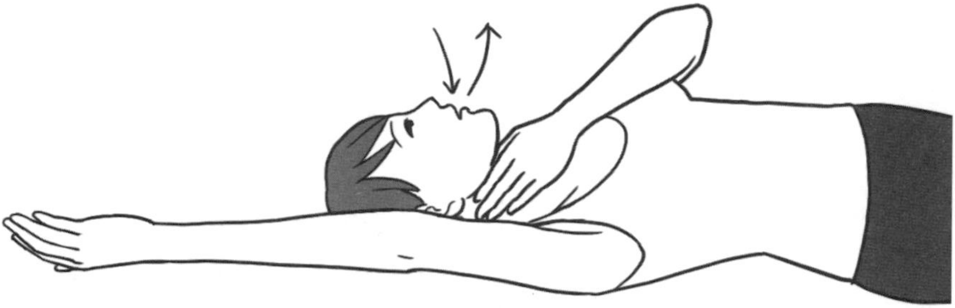

❶步驟 **3** 是先將單手（右手）往上抬九十度，手肘彎曲九十度。
❷讓手（左手）稍微觸碰到胸大肌，鼻子吸氣，再放鬆力道、從嘴巴慢慢地呼氣。
❸重複進行上述呼吸動作三次為一組。藉此舒緩胸大肌。

3

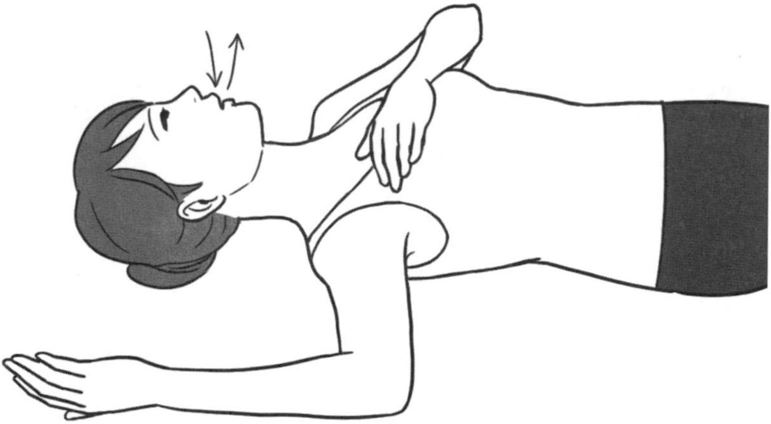

4

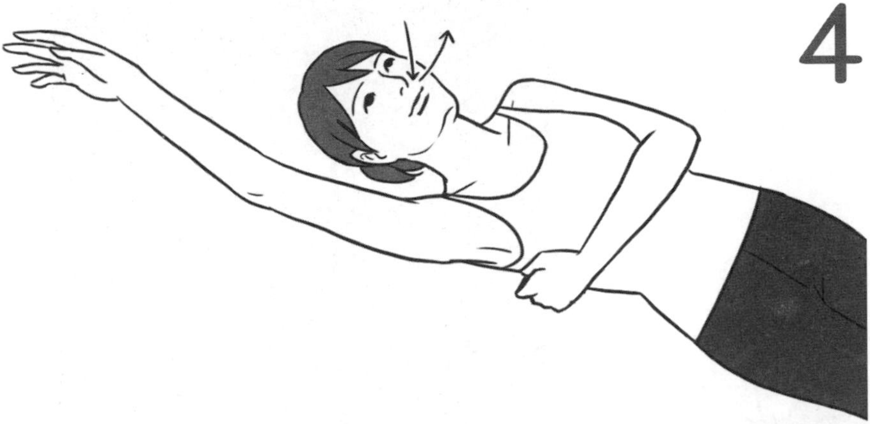

❶單側手腕（假設先用右手腕）伸直，呈萬歲姿勢，掌心朝外。
❷將另一側的手（左手）輕輕觸碰到（右側）腋下（背闊肌）。
❸鼻子吸氣，接著放鬆力道、嘴巴慢慢地呼氣（這時，為了放鬆力道可以讓右手肘微彎）。
❹再次伸直右手肘，重複進行上述呼吸法三次。藉此舒緩背闊肌。

5

重複進行三次（三組）步驟 **1～4**，左右手交換。

※做完後，如果沒有實際感受到頸部、肩膀、頭皮變軟，可能是做體操時一連串的動作中力量太大，而感到疼痛的關係。因為是一種放鬆的照護操，所以請實際、有意識地去感受力道放鬆的感覺。如果能夠正確完成，效果將會非常驚人。 在仰躺狀態下，正常來說做完後，頸部以及肩膀肌肉會比上臂來得柔軟。
如果無法正確的進行步驟 **1～4**，持續做體操並不會得到效果。

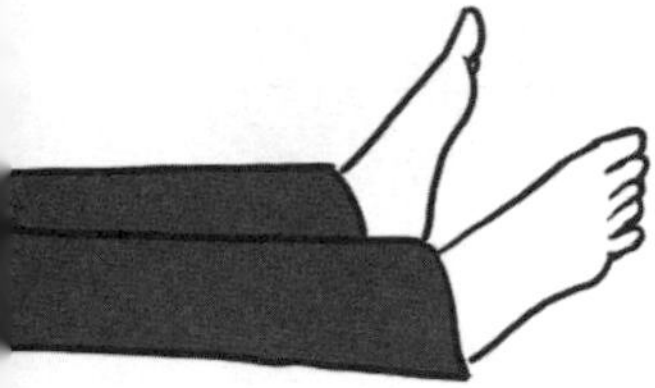

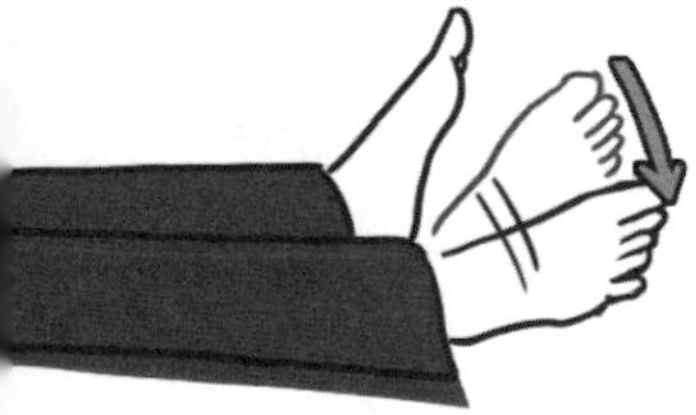

③胸廓肌肉放鬆操

拉提胸線、穩定自律神經

促進全身淋巴流動順暢的方法。

【功效】

●拉提胸線

●改善呼吸

●穩定自律神經

●穩定血壓

1

❶仰躺在一個平坦的位置，將毛巾墊在背部上半部（胸部位置）。
❷單手（假設先用右手）向頭部上方伸直。
這時掌心朝外，雙腳微開。
❸將另一側的手（左手）抓住毛巾兩端，將胸部往上抬。
❹呼吸，重複進行三次。

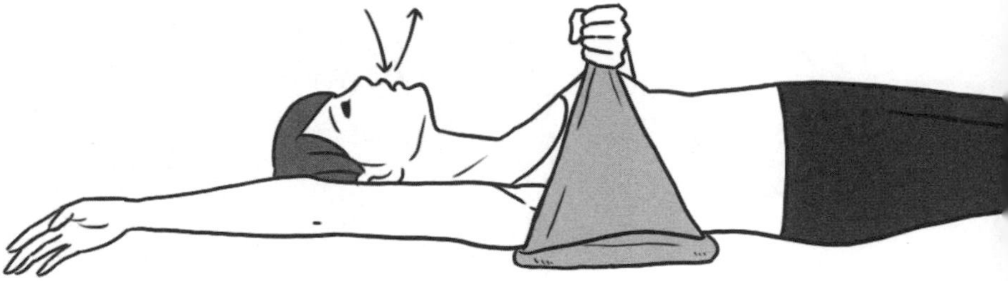

2

右腳朝外（向右）進行八次抖動，共做兩組（即十六次）。
藉由抖動背闊肌，可有效放鬆全身。

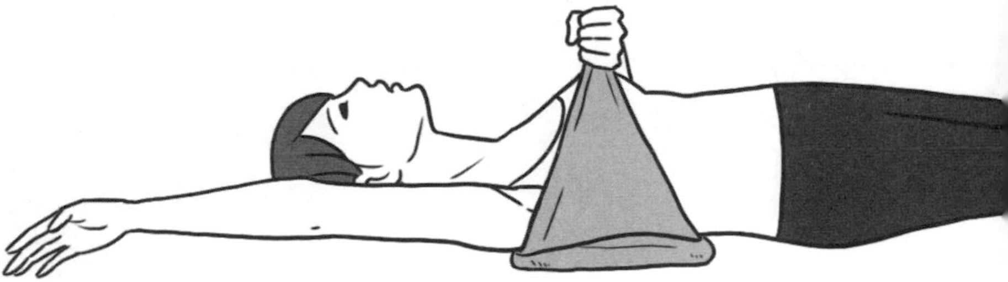

3

換邊進行 **1～2** 相同動作，完成。

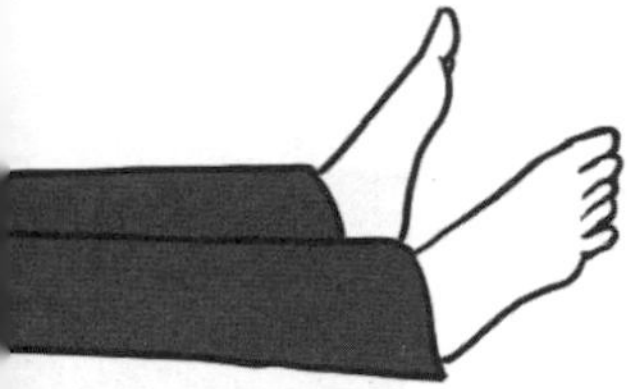

④腰部肌肉放鬆操

瘦腰、
穩定自律神經

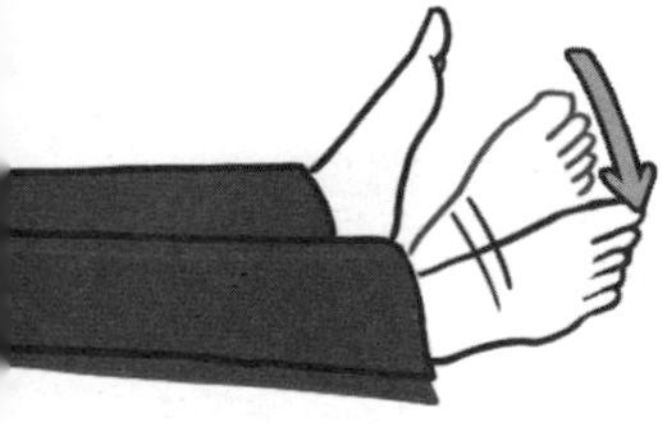

【功效】

- ●縮小腰部尺寸
- ●改善肩膀痠痛、腰痛
- ●減緩腸胃等不適感
- ●穩定自律神經
- ●改善生理痛、生理不順
- ●提升免疫力
- ●改善不孕症、憂鬱症

1
❶仰躺在一個平坦的位置，將毛巾墊在腰部下方。
❷單手（假設先用右手）向頭部上方伸直。
這時掌心朝外，雙腳微開。
❸將另一側的手（左手）抓住毛巾兩端，將腹部往上抬。
❹呼吸，重複進行三次。

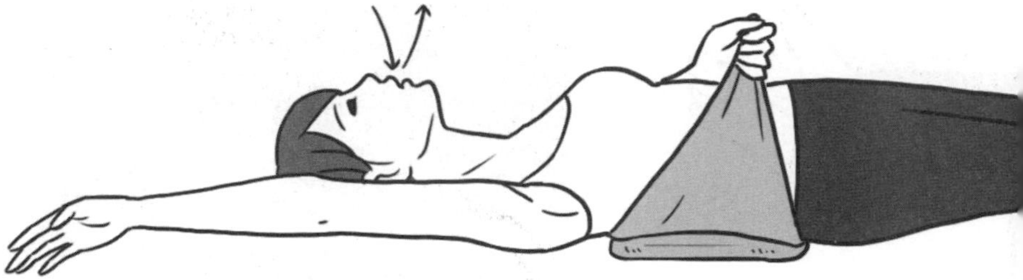

2
右腳朝外（向右）進行八次抖動，共做兩組（共十六次）。
藉由抖動腰方肌，有效率地讓全身放鬆。

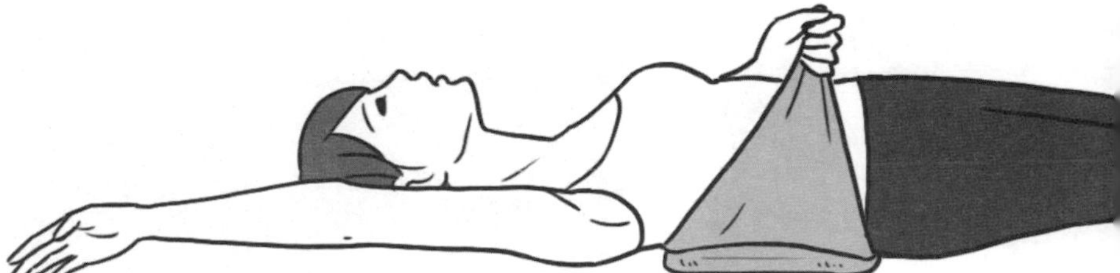

3
換邊進行 **1**～**2** 相同動作，完成。

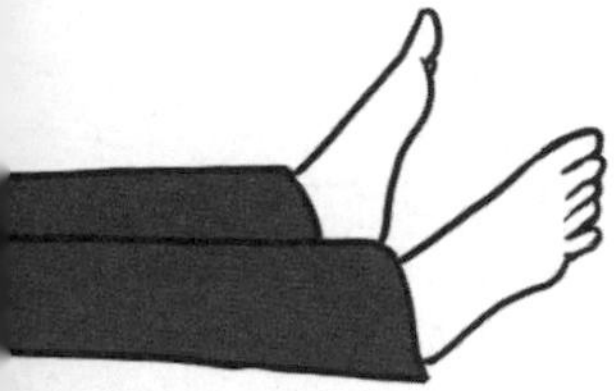

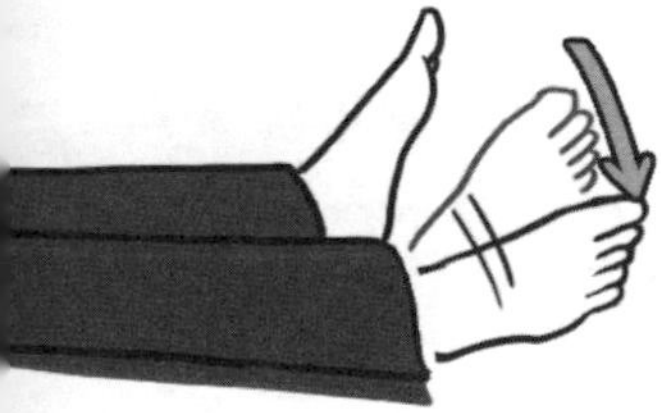

⑤下半身肌肉放鬆操

消除腰痛

【功效】

- 消除肩膀痠痛
- 消除腰痛
- 減緩腸胃不適等

1

❶仰躺在一個平坦的位置，將毛巾墊在臀部下方。
❷單手（假設先用右手）向頭部上方伸直。
這時掌心朝外，雙腳微開。
❸用另一側的手（左手）抓住毛巾兩端，將身體往上抬。
❹呼吸，重複進行三次。

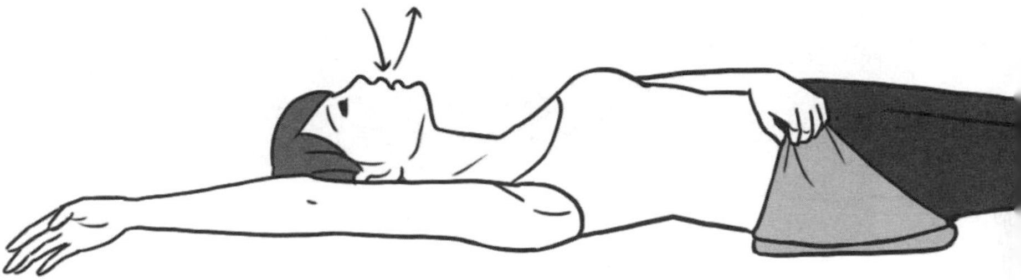

2

右腳朝外（向右）進行八次抖動，共做兩組（十六次）。
藉由抖動臀大肌、臀中肌，可有效放鬆全身。

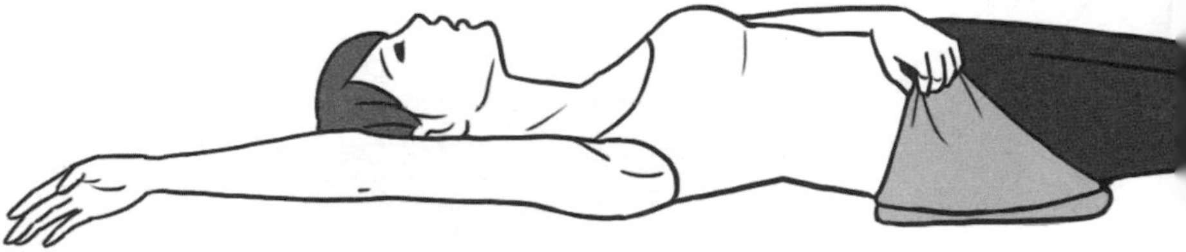

3

換邊進行相同動作。

4

❶把毛巾往下移動到大腿位置，動作同步驟 **1**，右手向上伸直，左手抓住毛巾兩端，將身體往上抬。
這時，向頭部上方伸直的掌心朝外。
❷呼吸，重複進行三次。

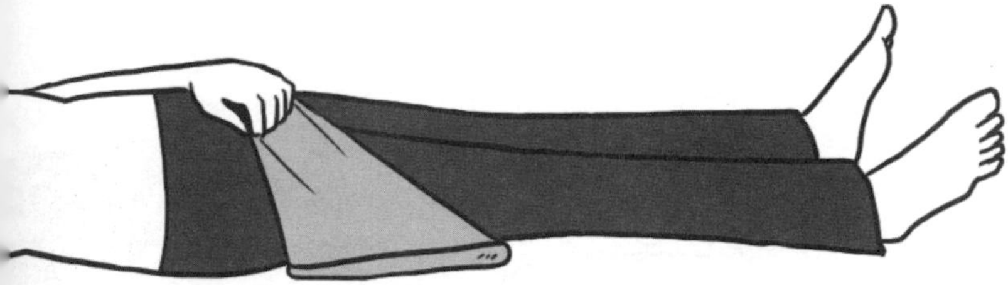

5

左腳朝內（向左）進行八次抖動，共做兩組（十六次）。
藉由抖動闊筋膜張肌、腓骨長肌，可有效放鬆全身。

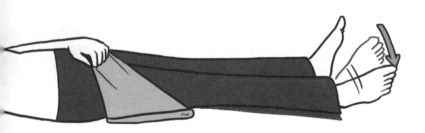

換邊進行相同動作，完成。

6

※做完後，保持仰躺狀態抬高雙腳，或是站起來踏一踏，即可實際感受到輕盈度。每次做完後，請確認腿部的輕盈度。

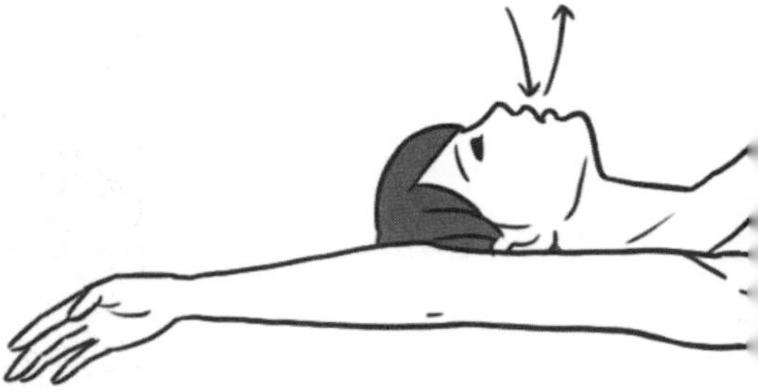

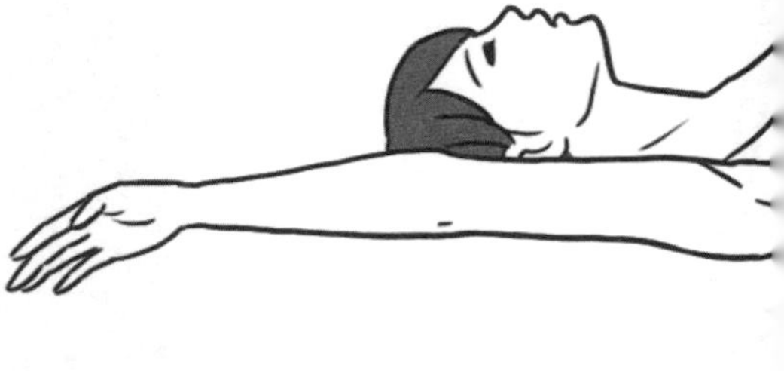

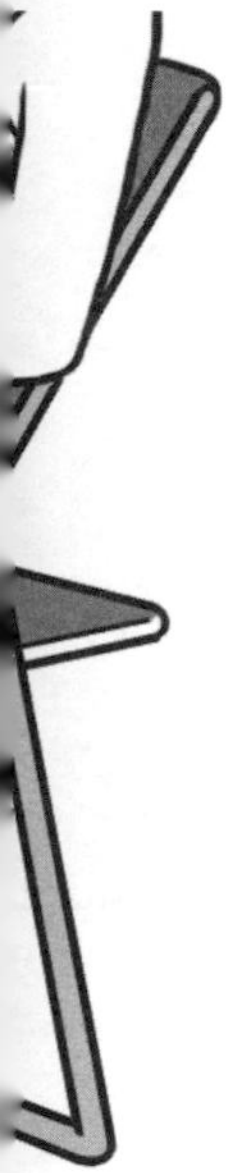

⑥椅子輔助下半身肌肉放鬆操

減緩腸胃不適

【功效】

- 消除肩膀痠痛
- 消除腰痛
- 減緩腸胃不適等

1

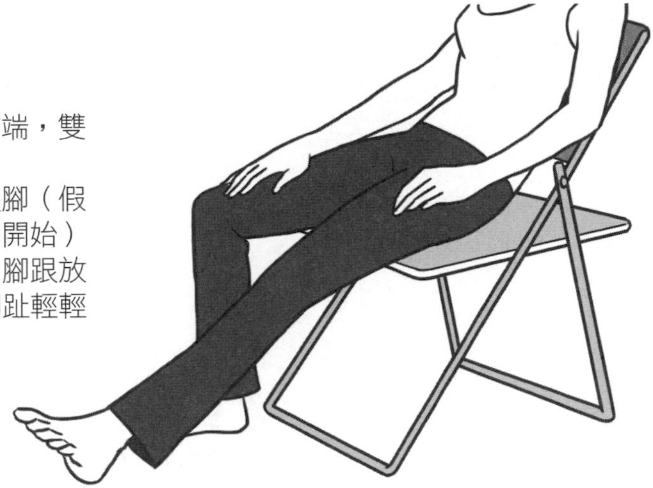

❶坐在椅子前端，雙腳微開。
❷將其中一隻腳（假設先從左腳開始）向前伸直，腳跟放在地上，腳趾輕輕朝上。

2

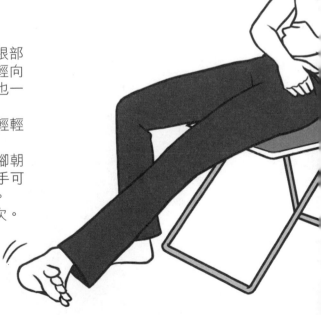

❶右手抓住左腳大腿根部（褲子外側），輕輕向上拉起，感覺骨盆也一起被拉起來。
另一隻手（左手）輕輕放在右側腹部。
❷維持這個姿勢，將腳朝外側抖動，同時左手可確認腰大肌的動作。
❸呼吸，重複進行三次。

3

❶保持步驟 2 的姿勢，左手腕朝天花板向上伸直，掌心朝外。
❷以腳跟為支點，腳掌朝外（向左），大幅抖動八次，共做兩組（十六次）。

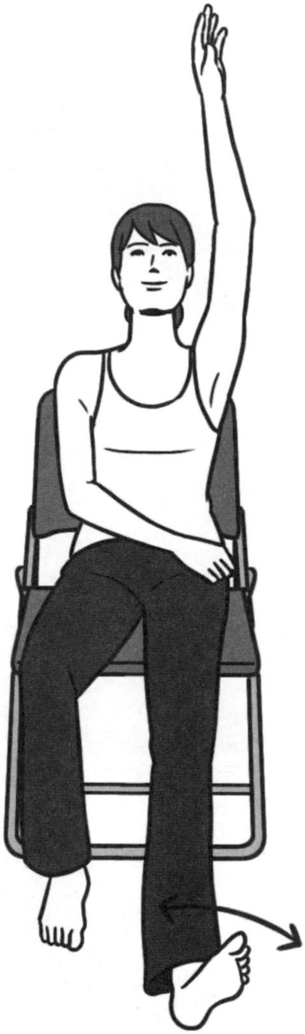

4

❶保持步驟 **3** 的姿勢，右手抓住褲子左邊口袋處。
❷以腳跟為支點，將腳掌左右大幅抖動八次，共做兩組（十六次）。
❸呼吸，重複進行三次。

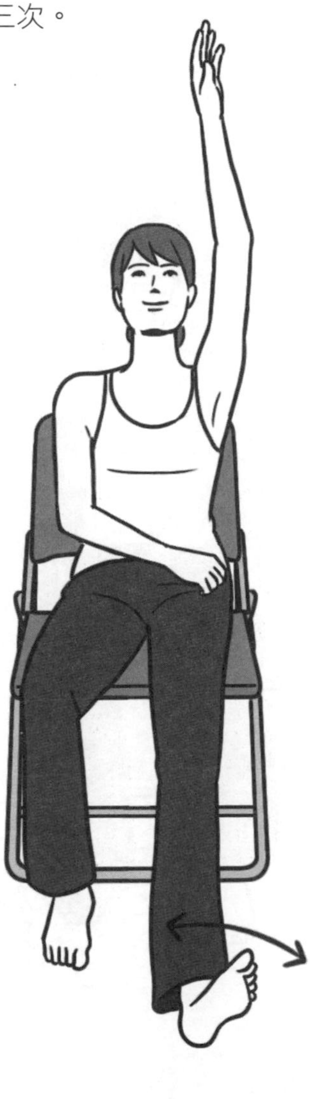

❶保持步驟 4 的姿勢，
右手抓住左腳大腿。
❷以腳跟為支點，腳掌
先向內側（向右）大
幅抖動八次，再向外
（向左）大幅抖動八
次。
藉此放鬆骨關節及腰
大肌。

5

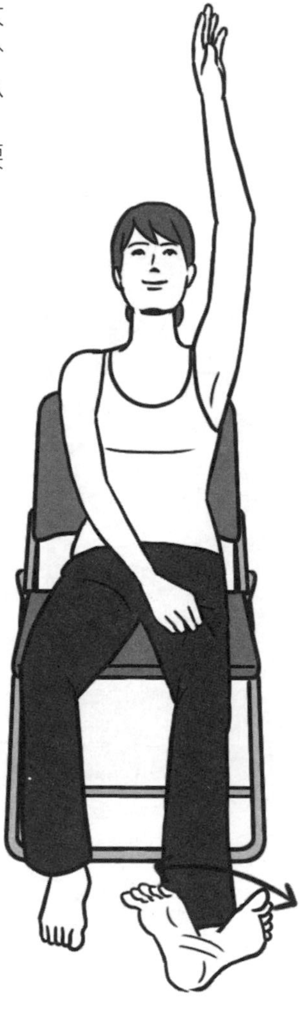

⑦側躺舉手體操

骨盆調整、改善下半身肥胖

側躺舉手體操是從側線準備運動開始。
想要放鬆腰大肌、調整骨盆至正確位置，必須活動身體中線，身體僵硬的人如果直接進行身體中線運動，往往無法順利放鬆，因此要從側線運動開始。

【功效】

- ●改善腰痛
- ●調整骨盆
- ●改善肩膀痠痛
- ●頭皮照護
- ●穩定自律神經
- ●消除失眠症
- ●改善下半身肥胖
- ●瘦腿
- ●翹臀

放鬆身體側線（身體側邊的線條） 1

❶側躺在地上，頭放在枕頭上。
❷雙手貼合，朝正前方延伸。
❸接著，彎曲上側腿部，小腿放在地板上。

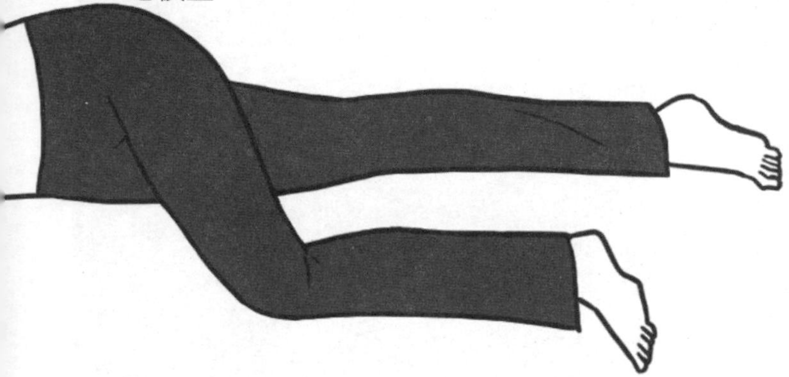

2

❶將上側手部向頭部上方伸直，手臂碰到耳朵。
❷視線朝正前方。
❸下側手部輕輕搭在側腹部。
❹上側腿部放在地板上，用騎腳踏車姿勢轉八次。
❺重複進行四組（共三十二次）。

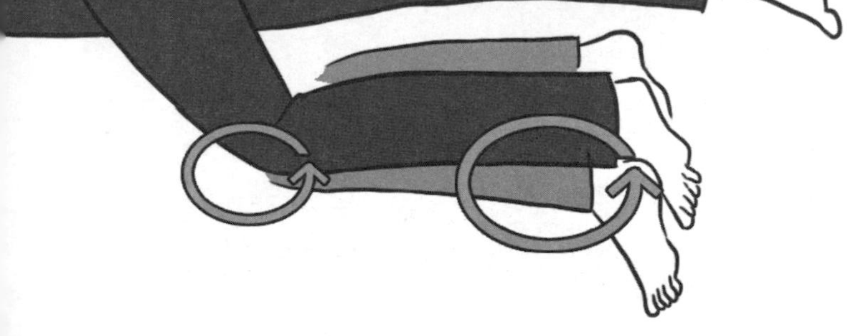

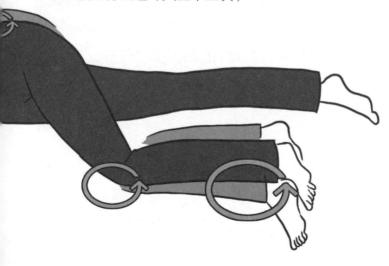

3 換邊進行相同動作。

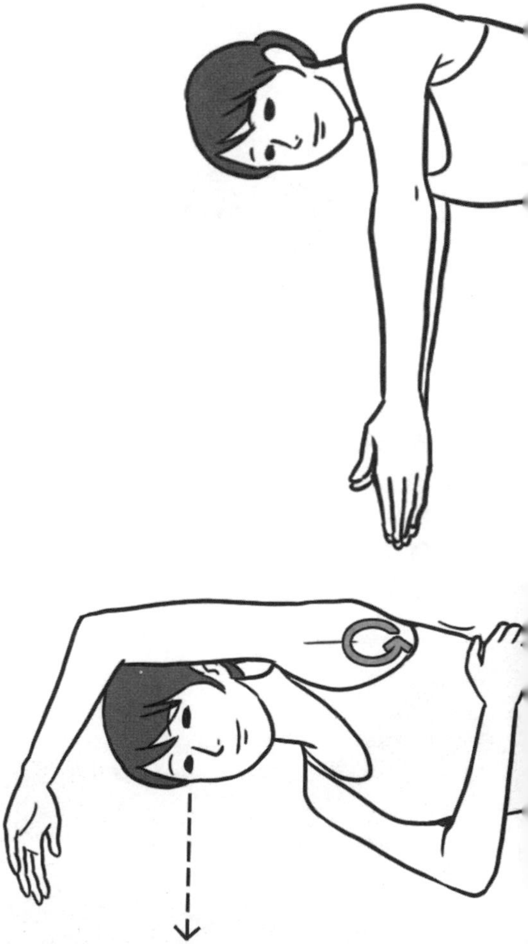

放鬆身體中線（從腳到手臂，橫跨身體左右兩側） 1

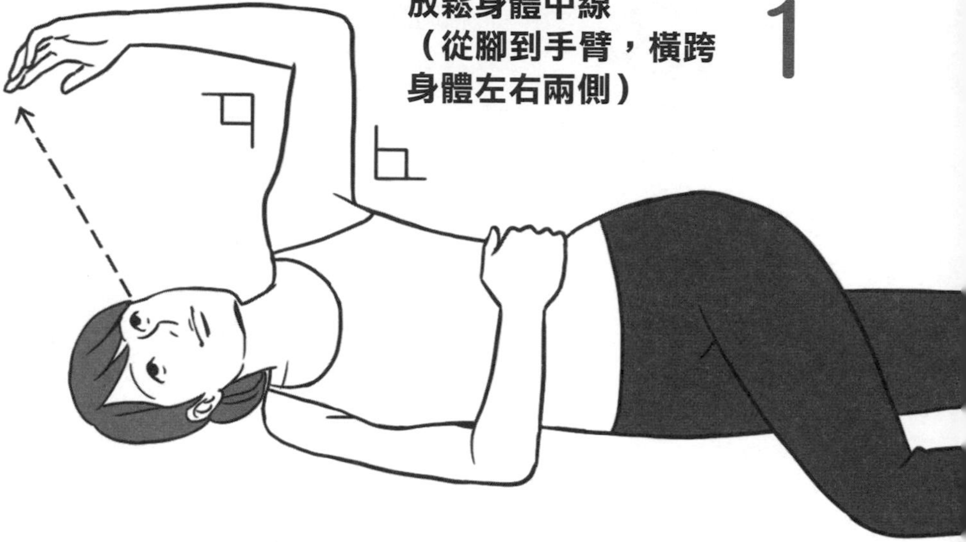

❶側躺在地上，頭放在枕頭上。
❷上側膝蓋彎曲，放在地板上。
❸上側手肘向上伸，彎曲至九十度，讓肩膀向外側打開。
❹視線朝上側手指尖。
❺下側手放在腰部上方（小指剛好放在骨盆上方位置）。

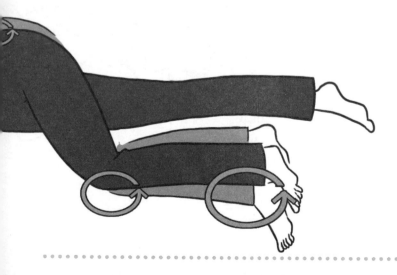

3 換邊進行上述相同動作。
※做完後，保持仰躺狀態抬高雙腳，或是站起來踏一踏，如果沒有覺得腿部變輕盈、頭皮變柔軟，表示力道過大。進行時，敬請放輕力道。

2 ❶讓兩肩與骨盆左右側線，呈「X」字扭轉。
❷與前面放鬆前體側線的步驟 **2** 一樣，腿部轉八次。
❸重複進行四組（共三十二次）。
藉此放鬆上半身（胸大肌、背闊肌）以及與下半身連結的骨盆周圍肌肉（腰大肌、腸骨肌、腰方肌）。

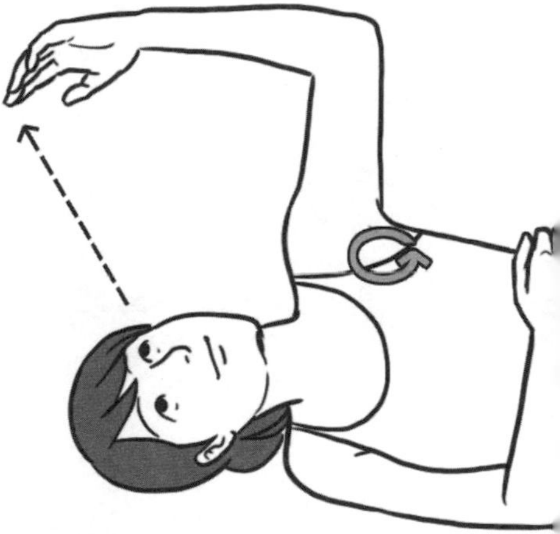

⑧孔雀體操

減輕頸部及背部疼痛

【功效】

- 減輕頸部、背部疼痛
- 舒緩難以放鬆的肌肉

站立，雙腳打開與腰同寬，
雙手向上舉高至頭頂。
掌心朝外。

1

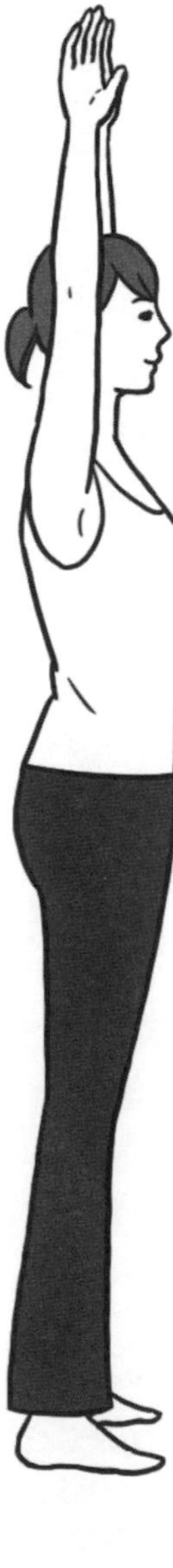

2

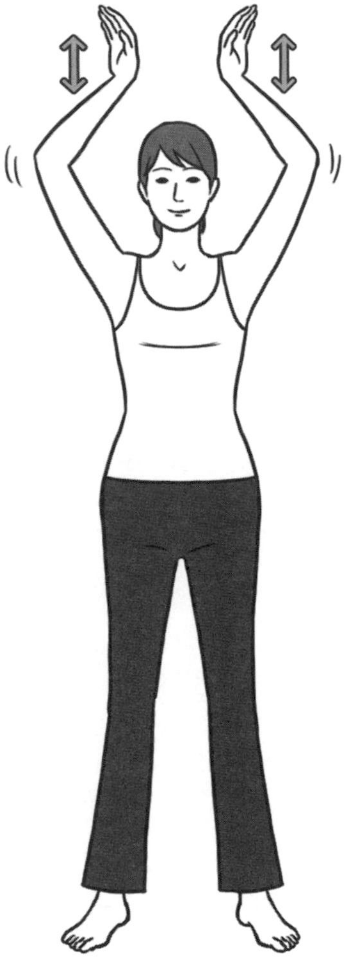

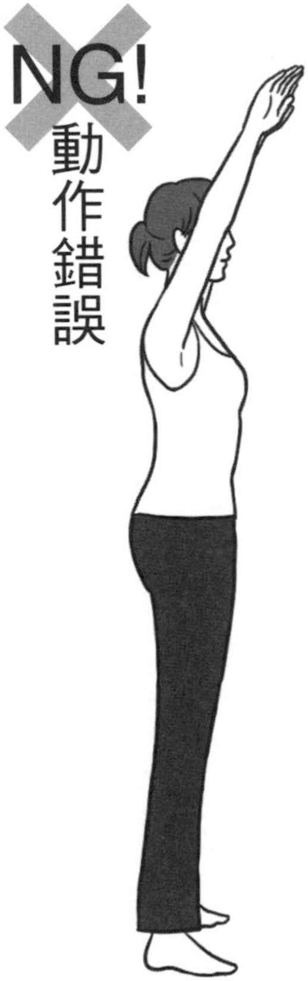

雙手手腕上下輕輕抖動。與其說是抖動手腕，其實比較像是將震動傳到手腕～肩膀～頸部～耳朵的感覺。
可以藉此放鬆背部肌肉。

手腕往前、腰部及背部往後拱，
反而會使肌肉更緊繃。

⑨膝蓋向下拉伸

減緩腿部浮腫

【功效】

●減緩腿部浮腫

●美腿

●預防血管栓塞、肺栓塞

●預防經濟艙症候群

1

❶坐在椅子上，雙腳打開，膝蓋距離約兩個拳頭寬。
❷單腳腳掌側放（假設先從右腳開始），拇趾先接觸地面，接著才放下腳掌，直到小趾也放回地面。這時要注意，膝蓋不要往內靠攏。
❸此動作先做右腳四次。

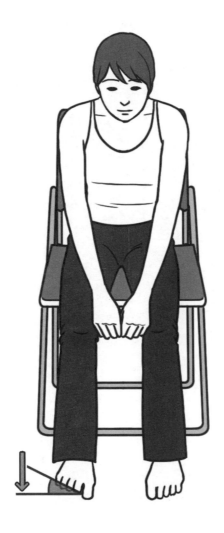

2

❶單腳腳跟放在地板上，腳尖輕輕往上抬。
❷雙手固定住右膝內側，右膝用力往內。
❸接著放掉手部力道，右膝用一種想要掙脫的力道往內側倒。這時要放掉全身力氣。
❹此動作先做右腳三次。

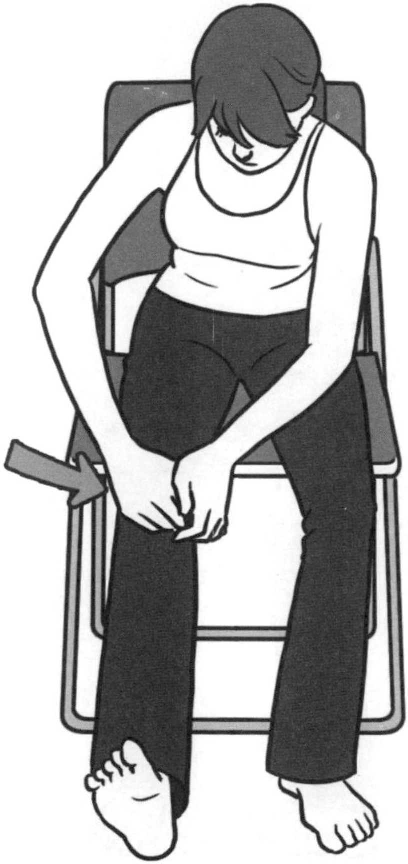

3

❶與步驟 **2** 的姿勢一樣，右腳跟放在地板，腳尖輕輕往上抬。
❷雙手固定住右膝內側，右膝用力往內施力。
❸以右腳跟為支點，腳尖儘量朝左邊。
❹接著放掉手部力道，右膝用一種想要掙脫的力道往內側倒。這時要放掉全身力氣。
此動作先做右腳三次。
❺可藉此舒緩伸肌群（股四頭肌、闊筋膜張肌）。

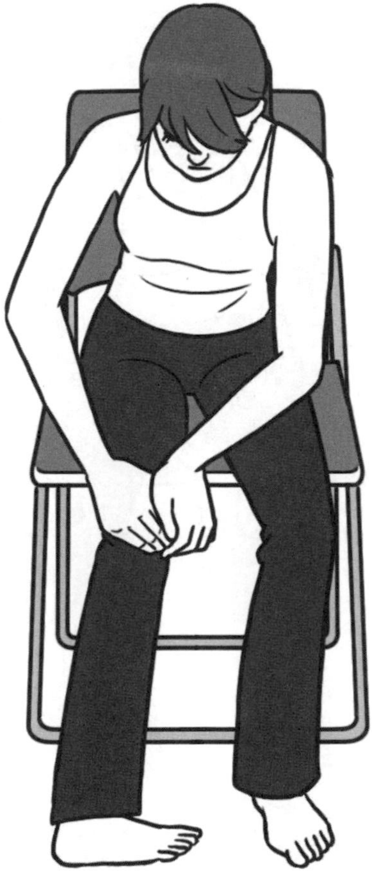

4

做完右腳後，請確認左右膝蓋上下方關節的高度。
這時，應該會發現有做的右腳，右膝下方變得比較長。

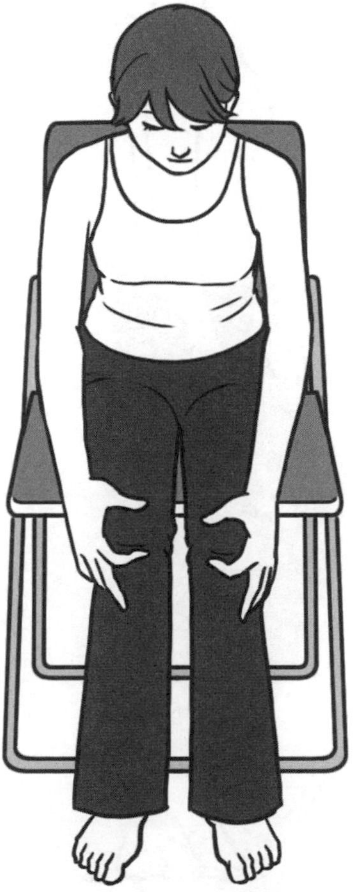

站起來、踏踏腳，實際感受輕盈度。接著換邊從 **1** 開始。

5

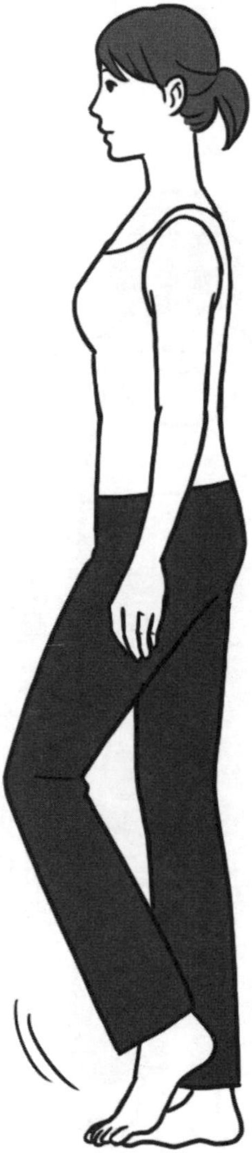

⑩圓肩的自我療法

消除圓肩、提升心肺功能

所謂圓肩，是指肩關節往內旋的狀態。

各位應該很容易想像肩膀往內旋的樣子。

改善圓肩問題可以減緩肩膀以及頸部痠痛、頭痛、自律神經紊亂等情形。

【功效】

●消除圓肩　●消除肩膀痠痛

●提升心肺功能　●減緩頭痛

❶ 頸部稍微向右傾，右手食指輕輕放在左顎根部。
❷ 左手掌心朝外翻轉。

1

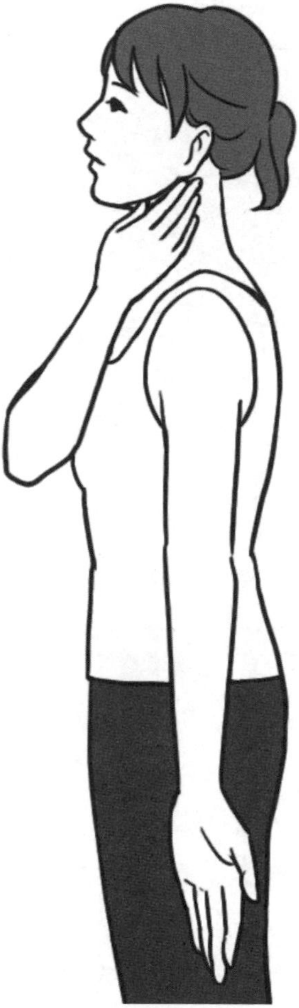

深呼吸三次。

2

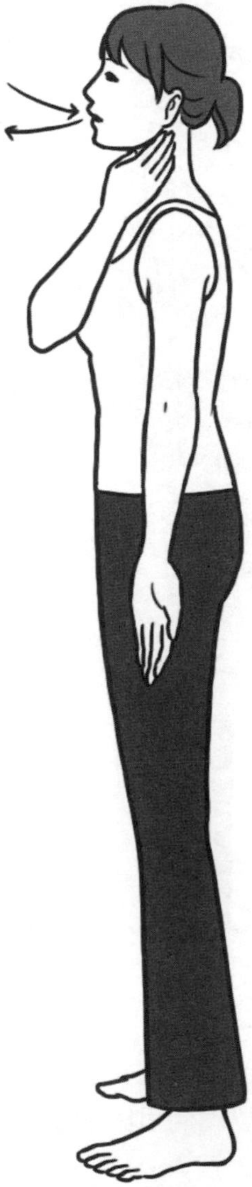

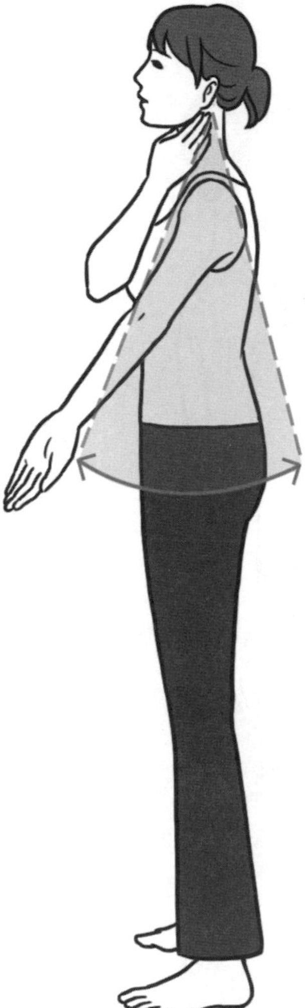

3

保持步驟**2**的姿勢，前後輕輕抖動左手手腕。這時，用右手去感受左手的動作。

換邊進行同樣的動作。藉此放鬆伸肌與屈肌。

4

接著，雙手抬高上臂（從手肘到肩膀），由後往前轉動，確認右邊是否有變得較為輕盈。換邊再做一次。

5

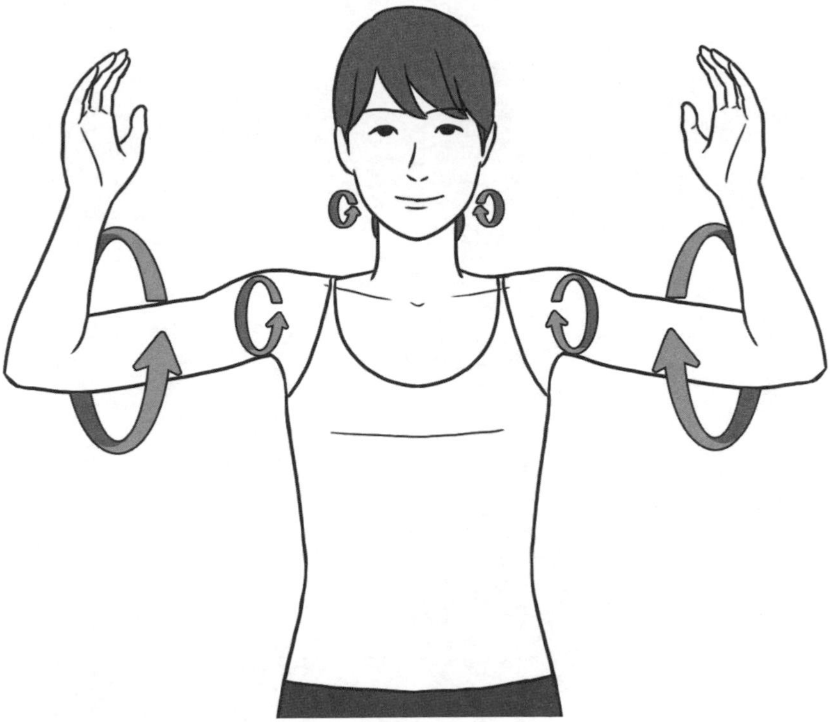

⑪矯正骨盆照護

矯正骨盆、消除腰痛

【功效】

- 矯正骨盆
- 消除腰痛
- 改善下半身肥胖
- 提臀
- 整頓腸道環境

1

❶身體右側站在椅子旁邊，右手抓住椅背。
❷用抓住椅背的右手支撐身體，左手抓住向後上方抬起的左腳腳背。

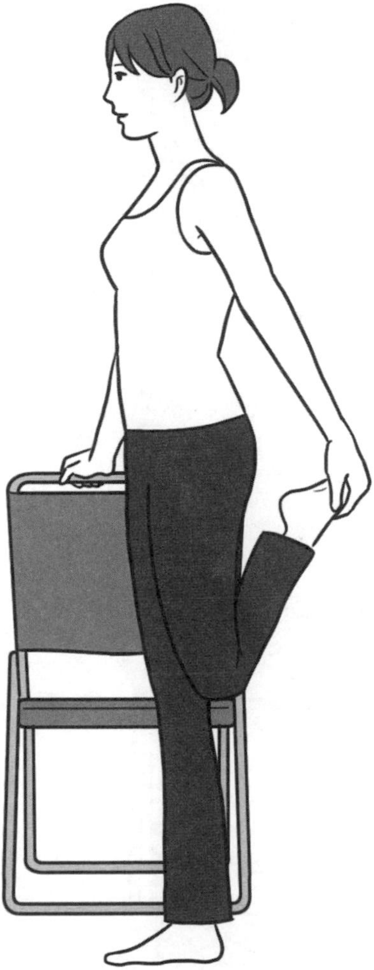

保持步驟 **1** 姿勢，將左腳前後搖動八次。

2

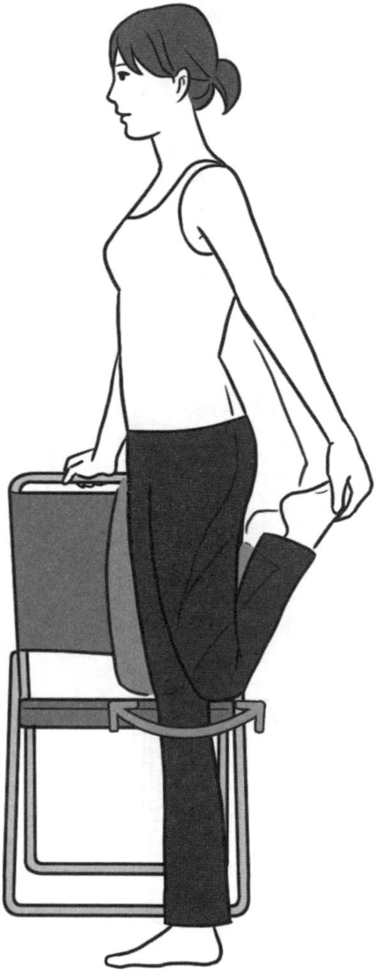

3

❶保持右手抓住椅背的姿勢，放下左腳，左手放在身體與左腳的連接處（鼠蹊部）。
❷將左腳稍微往前，腳跟放在地上，腳尖輕輕往上抬，腳尖左右抖動八次。

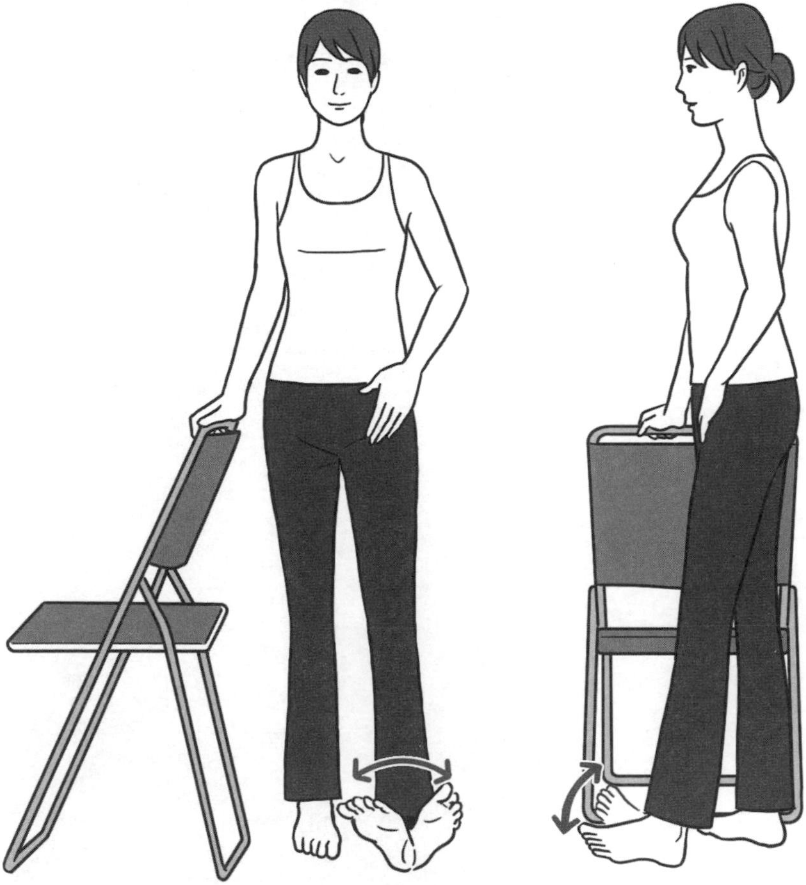

4

步驟 **1～3** 重複做三次。
然後換邊也重複做三次。
可以藉此放鬆腰大肌。

⑫肩胛骨放鬆操

減緩與消除背痛

【功效】

●放鬆肩胛骨
●緩和、消除肩膀痠痛
●增加手腕的可動區域
●預防受傷
●緩和、消除背部疼痛
●提升身體能力

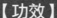

1　側躺在地板等平坦處，肩膀上下動一動。
這時，注意不要動到肩胛骨，
把注意力放在上臂動作，在耳朵位置抖動。

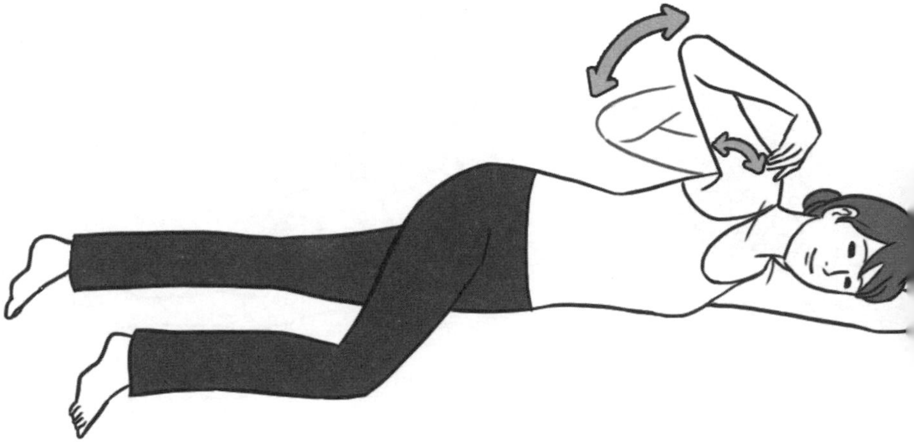

2　在耳朵位置，前後動一動肩膀、手肘。
這時，注意不要主動去運動肩胛骨，
但是肩膀、手肘在耳朵位置動一動，也會連動肩胛骨，無妨。

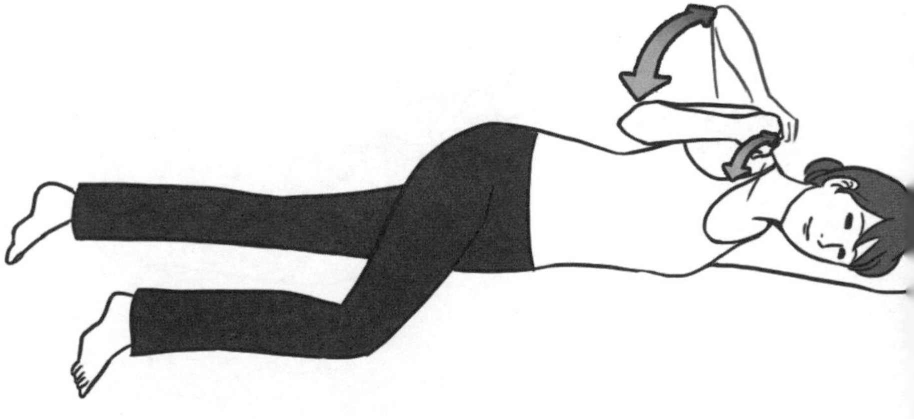

接著，肩胛骨往後大幅度地轉動。

3

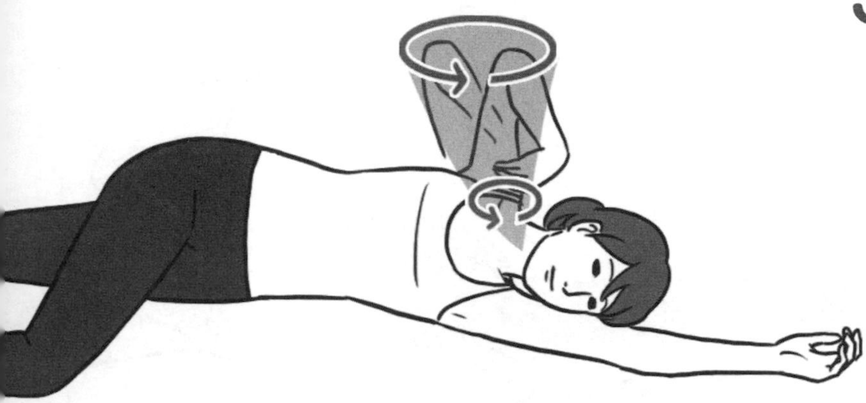

重新進行步驟 **1～3** 動作。
這時，把注意力放在胸大肌，大幅度地動作。

4

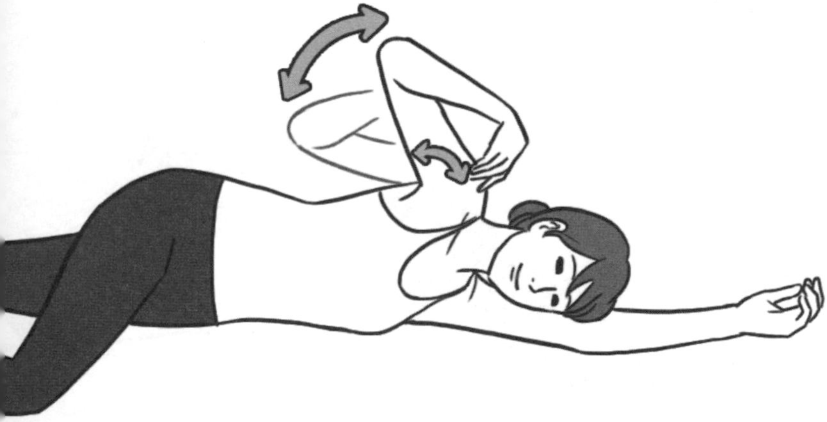

5

起身，試著動一動肩胛骨，
應該可以感受到，有做的一側肩胛
骨變得非常柔軟、動作變大、變得
比較輕盈。換邊做完。

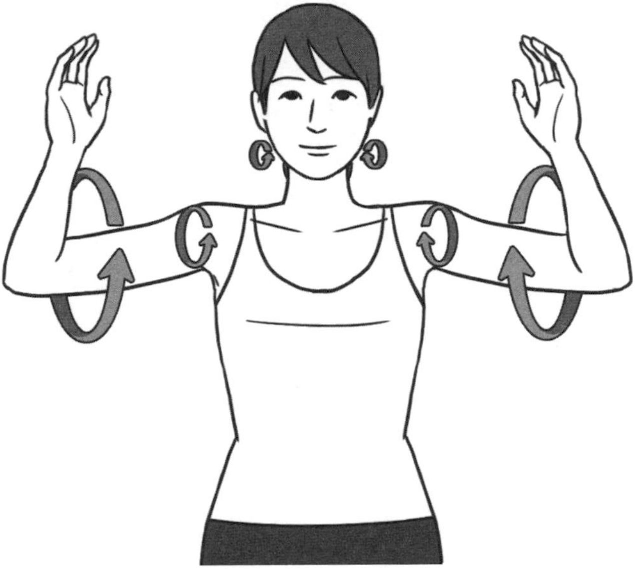

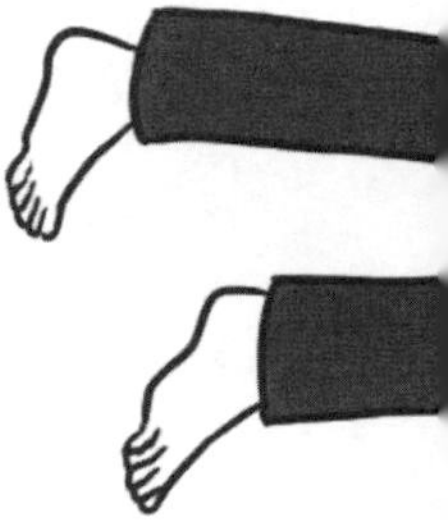

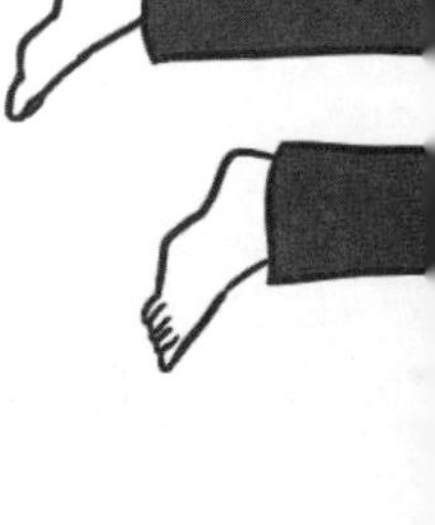

「有意識呼吸」與「無意識呼吸」的差異？

本書特別會在提到「肌肉放鬆操」等姿勢時頻繁出現「吸氣」、「呼氣」等用語。其實也不用多說，就是所謂的「呼吸」。

我們可以將「呼吸法」大致區分為四種。

如果想讓「肌肉放鬆操」等發揮最大效果，「呼吸法」絕對是一個重點。希望各位能夠記住這四種呼吸法的差別。

然而，任何呼吸法都一樣。重點都是要有意識地呼吸。

◎胸式呼吸

如同字面上的意義，是用胸腔吸氣的一種呼吸法。讓胸腔擴大，吸入空氣，所以吸氣時，腹部會凹陷，呼氣時腹部膨脹。

一般的胸式呼吸，會不自覺地讓呼氣加速，而使交感神經占優勢。胸式呼吸的重點應該是要慢慢地呼氣。

◎腹式呼吸

在腹部膨脹時吸氣，凹陷時呼氣的呼吸法。由於這種呼吸法會慢慢地呼氣，比較容易讓副交感神經佔優勢，是對健康有益的呼吸法，但是因為不會使用到胸腔，算是相當可惜的呼吸法。

◎胸腹式呼吸

結合胸式呼吸與腹式呼吸優勢的一種呼吸法。空氣進入胸腔，讓胸部膨脹，再從腹部呼氣。藉由重複的動作，讓胸部慢慢地膨脹。是一種適合搭配「肌肉放鬆操」的呼吸法。

◎橫隔膜呼吸

困難度稍微增加，但是對「肌肉放鬆操」而言可以說是一種理想的呼吸法。橫隔膜本來就是一塊用來區隔胸部（胸腔）以及腹部（腹腔）的膜狀肌肉，這塊橫隔膜甚至可以說是為了呼吸而存在的一塊肌肉。

吸氣時，腹部與橫隔膜如果都能夠膨脹，就可以使肌肉放鬆。所以，甚至可以說，只要進行橫隔膜呼吸就能夠獲得「肌肉放鬆」的效果。

用「二十公克重的力量」獲得最大的效果

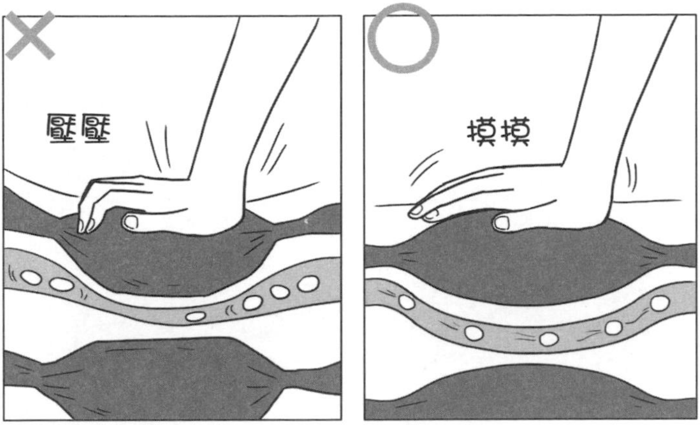

用輕柔的力量撫摸，可促進淋巴流動順暢

本文中出現很多次「用非常輕柔的力道」、「輕柔地」的說法。

具體來說，「非常輕柔的力道」大約是指二十克重的力量。

「二十克重」的力道究竟是多輕多重呢？（這樣寫好像有點怪），建議各位實際去體驗看看。

二十克重，差不多是一大匙再多一點的鹽巴量，或是兩大匙再多一點的砂糖量。可以試著用手指按壓在料理用電子秤上，實際感受一下二十克重的力量。（編

註：新台幣十元硬幣約七克重，因此二十克重約為三個十元硬幣重。）
正常人以為的「輕柔力道」，往往是八十克重或是一百克重。
為了獲得「肌肉放鬆」的效果，必須要「用非常輕柔的力道」。建議務必先讓身體記住這「二十克重的手感」。

試著測試自己的「痠痛狀態」

如果要確認肩膀部位，就試著把手舉高，測試能夠舉得多高。如果是頸部，就試著轉動自己的頸部。如果覺得做不太到，就是肌肉痠痛，也就是肌肉僵硬的證據。

如果是腰部，重點是測試自己在前彎跟後彎時，疼痛的程度如何。

請先記住自己痠痛狀態，並且搭配本章中所介紹的方法，自行調整。

此外，我們不是職業運動選手，不用太過在意自己身體的僵硬度或是柔軟度。有件事情各位或許會感到很驚訝，即使是身體柔軟的瑜珈老師、芭蕾舞者、體操選手，當中也有很多受腰痛所苦的人。

身體柔軟與肌肉柔軟完全是兩回事。

第3章

關於痠痛，你必須知道的身體結構知識

人體是「圓筒狀結構」

我個人很喜歡建築物。

喜歡到連自己的家都是親手設計的。這樣說起來有點老王賣瓜，但我認為我家的空間相當理想。建築最重要的不是牆壁，也不是柱子，而是**空間**。

身為一名牙醫師，我認為這些與人體息息相關的事情與建築物的結構應該有些關聯性。

那麼，本章我們就先將人體比喻為建築物（工法），我認為也比較容易來說明人體的特徵。

建築樣式中有好幾種工法。

一般的木造住宅等會採用豎立柱子的「木造軸組工法」。在一些非日式的外來建築物上，則會看到牆壁或是天花板採用「箱型結構」的「框組壁式工法

（2×4）」。支撐帳篷或是拱形屋頂等，最具代表性的是結合薄膜張力以及在柱子上組裝壓縮零件的「薄膜工法」。

那麼，人類的身體是如何站立起來的呢？

脊骨神經醫學（拉丁語：chiropractic）認為人體需要倚靠柱子才得以站立。整骨療法（Osteopathy）（從醫療衍生出的療法）則採納由筋膜以及皮膚彈力建構的「薄膜工法」。

然而，我們認為**人類的身體應該近似於框組壁式工法（2×4）的圓筒狀結構**。

2×4工法，亦稱作框組壁式工法，從字面上即可得知這種建築型式是在木材框架上嵌入建立架構用的板子，將牆壁以及地板都作成箱型，用以支撐建築物。

也就是說，是一個沒有柱狀的結構體，各位可以想像一下用火柴盒組合起來的樣子，或許會比較容易理解。

既然，人類的身體是由類似框組壁式工法（2×4）的圓筒狀結構組成。我們就依據這種概念，來談談以下的項目。

不要習慣性矯正脊椎或筋膜

人類的身體構造近似於框組壁式工法（2×4）。

在此重複說一次，就是牆壁、地板、天花板都是由火柴盒般輕薄的箱子組合而成一個大箱子的框組壁式工法（2×4）。

同樣的，人類的身體是由肌肉細胞束成一筒，成為肌肉束，再束成一個更大的肌肉束筒，進而成為一個稱為身體的圓筒狀結構體。

也就是說，**人類絕對不是只靠脊椎站立起來的**。

然而，世界上許多人，包含脊骨神經醫學家等專家在內，都根深蒂固地認為人類的身體是一種柱狀結構。也就是說，他們認為是由脊椎這根柱子負責支撐整個身體。

如果腰部疼痛，就會覺得「都是因為脊椎彎曲，所以需要矯正脊椎」，或是「因為筋膜歪斜，所以需要舒緩筋膜」等，都應該矯正脊椎、筋膜。

然而，先前我們已經談論過，身體的疼痛，包含內臟疼痛在內，多半是因為肌肉僵硬而引起。

因此，揉捏拍打並不會消除疼痛。

繼續欺負這些已經很虛弱的身體，只會使疼痛有增無減。

許多表示「可以為您消除疼痛」之類的專家，在方法論方面的見解有所不同。從壞心的角度來看，正因為無法消除疼痛的人層出不窮，才能促進經濟發展。

追根究底來說，既然人類的身體是由類似框組壁式工法（2×4）組成的圓筒狀結構，就要先導正誤認人體為柱狀結構或是薄膜結構開始。

所有的生物都只有「橫軸」

人類的身體是圓筒狀結構這件事情，很令人驚訝吧？

不僅是人類，幾乎所有的生物在很久很久、超過一億年前，都是從一個圓筒狀結構誕生的。

原始生物好不容易演化出嘴巴、出現消化器官。在演化的過程中，開始從嘴巴吃進東西、從肛門排出排泄物。也就是說，原本像是一個臉上沒有五官的圓筒狀妖怪，這個筒狀妖怪長出了嘴巴與肛門，而這一根管子連結了這兩種器官。

過程中，生物產生觸覺、演化出眼睛、長出大腦、內臟、肌肉等組織，在重複不斷地演化中，誕生了現在的人類。

言歸正傳，**人類的身體就是圓筒狀結構**。

想要重新啟動、矯正身體，必須先將這件事情放在腦中。

因為如果不了解這一點，而想用拍打、揉捏的方式去解決身體的疼痛問題，完全是錯誤的方法。

敲打筒子，筒子會破裂吧？一旦破裂，無論怎麼搶救都回天乏術。

再說，人類的身體並不是一個「縱軸」。

經常聽到有人問：「脊椎不是一個軸嗎？」，答案是「NO」。

「脊椎只是筒子的一部分，並不是軸」。

沒錯，人類的身體只有「橫軸」。

右耳與左耳之間有根像是曬衣桿的東西，骨頭和肌肉就像是垂掛在曬衣桿上的衣服。這樣的概念相當接近正常人類的樣子。

而且，筒子中間是空的，裡面什麼都沒有。

即使知道自己的身體狀況、想要消除或是預防疼痛，重點是要事先理解**筒**

內呈現的是空洞狀，也就是所謂的「腔室」。

「腔室」是什麼呢？這個部分還會在之後的章節中詳細說明，在那之前我們必須再稍微深入了解人類身體的圓筒狀結構。

你的頸部每天都支撐著一個大西瓜

採用框組壁式工法（指結構材的切面皆為2×4英吋）的住宅是非常堅固的建築。雖然以往的住宅工法，就算有一根柱子倒塌，整棟建築也不會跟著全倒，但是使用組合火柴盒形式的框組壁式工法建造的建築物，採取的是一種可以互相取得平衡的形式，更不會輕易損壞。

人類的身體是比框組壁式工法更為堅固的圓筒狀結構。一樣是圓筒，但卻是非常強壯的那種。

圓筒狀有多堅固呢？

一個空鐵罐可以安然無恙的承載體重六十公斤的我。

請各位自己試試看。結果如何呢？應該不會那麼輕易就損壞才對。

即使沒有特別鍛鍊，圓筒狀本身就是很堅固的結構。

然而，如果施加壓力的方式不均等，集中在其中一點時，鐵罐還是會被擊倒。也就是說，**圓筒狀很怕會破壞平衡的攻擊**。

如果我說圓筒狀的這項弱點，正是造成人類疼痛的元兇，大家應該會覺得很驚訝吧？

人類的身體組成，用最簡單的方式來說，就是把一顆頭放在一個圓筒狀上。**人類的頭部重量約六公斤**。

六公斤差不多是一顆大西瓜的重量。頭部重量約佔體重的一成左右。

話雖如此，並不是單純把頭部放上去而已，頭部還有頸部骨骼與肌肉支撐著。

請再回想一下剛剛說的空鐵罐。

可以輕鬆承載六十公斤重的身體結構，卻難以抵擋破壞平衡的攻擊，一旦壓力不均等、集中在某一點時，即使只有十分之一的六公斤，還是會被輕易擊倒。

請想像一下被擊倒的空鐵罐。
這就是煩惱於身體疼痛者的狀態。

為什麼駝背容易疲勞？

在此，稍微詳細確認一下人類的身體構造。

請見第一三八頁的圖。

人體上半身，前方有頸部肌肉（前頸肌、頸闊肌等）、胸大肌等，背面則有斜方肌、背闊肌等肌肉。

其中，用來支撐沉重頭部的是整體呈現出杯型圓筒狀的頸部。

這個杯型圓筒一旦崩塌瓦解，頸部骨頭與頸部後側肌肉為了拚命撐住頭部就會變得緊繃。

這樣一來，頸部前方的頸闊肌與頸部後方的斜方肌會互相牽引拉扯、幫助對抗重力，因為頸部容易往前方傾倒，**用來支撐頭部的肌肉就必須更用力，肌肉因而被牽引拉扯，造成緊繃與疲勞**。

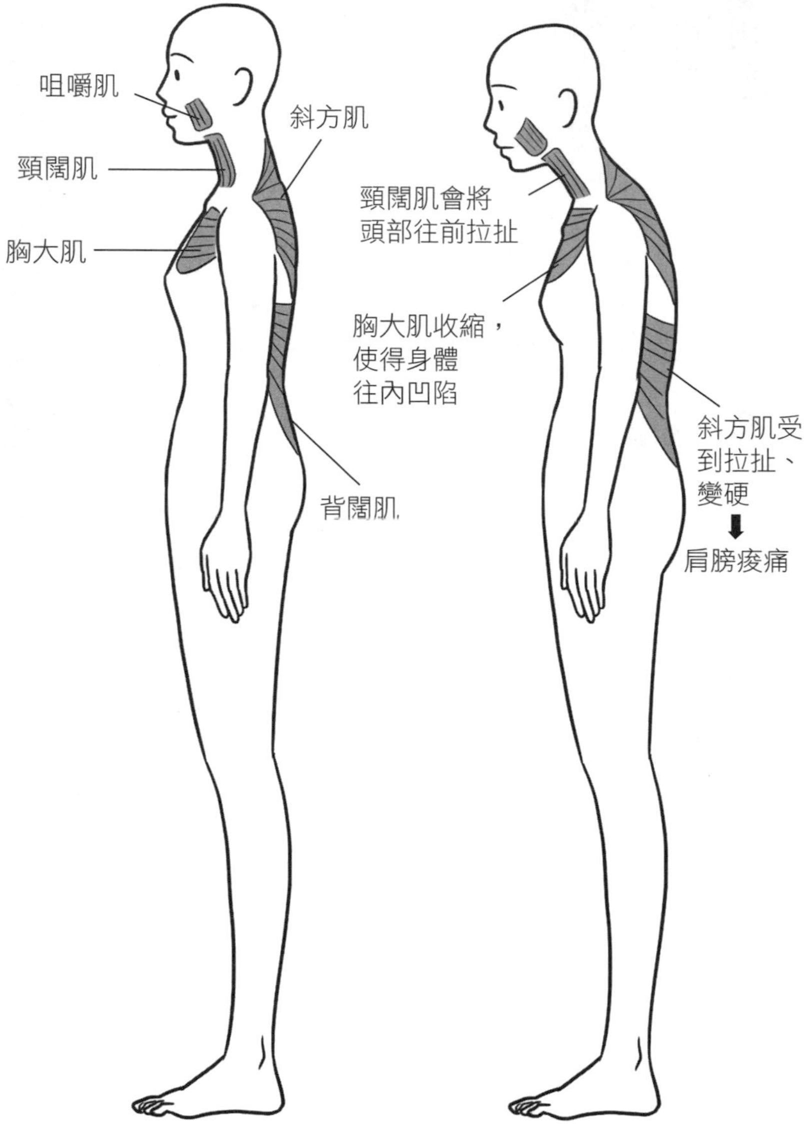
咀嚼肌
斜方肌
頸闊肌
胸大肌
背闊肌
頸闊肌會將
頭部往前拉扯
胸大肌收縮，
使得身體
往內凹陷
斜方肌受
到拉扯、
變硬
肩膀痠痛

還好人類是一個圓筒狀結構，所以可以立刻站起來。從上一頁的圖中，我們可以很明確地知道頸闊肌位於身體前方。

頸闊肌用力，就會將頭部往前方拉扯。這樣一來，身體的其他部分會變得如何呢？

首先，就整體而言，頸部會經常往前方傾倒，所以無論如何都會採取一種前彎的姿勢。

再極端一點就會變成駝背。**一旦駝背，就會壓垮胸廓**。因頭部重量而造成頸部周圍前後左右的肌肉收縮，頸椎也會跟著位移，而造成身體不適。

背部的斜方肌受到拉扯。從外觀看來，肩膀呈現的是一種往內捲縮的狀態，進而提高駝背的可能性。

身體內部組織液（體液）流動狀況不佳、老廢物質堆積，使得肌肉處於緊繃的狀態。於是，肌肉內的壓力升高，就會造成肩膀疼痛與緊繃，因而陷入惡性循環。

第一章我們曾簡單說明過肩膀等疼痛是因為肌肉僵硬所引起，接著我們要談得再更深入一些。

那麼，該如何舒緩肩膀痠痛與緊繃的情形呢？

無法消除疲勞，都是因為不了解「斜方肌」

我們在第二章中介紹了一些放鬆肌肉、解決肩膀痠痛的療法。

我認為都是相當有效的對症療法，接下來我們要進一步思考更根本的方法，也就是如何打造一個不會引發肩膀痠痛的身體。

肌肉原本就是一個長得像吸管的束狀組織，兩端一定會與其他肌肉或是骨骼連結。

斜方肌等伸肌會隨著該部位狀況而與屈肌配對，並且與咀嚼肌、頸闊肌、胸大肌、背闊肌互相影響。

當各個肌肉疲勞、收縮，整體就會呈現互相拉扯的狀態，斜方肌會受到用來支撐頭部的強壯肌肉拉扯而緊繃捲曲、變得越來越僵硬。

因此，我們可以得知直接讓斜方肌單獨運動也無濟於事。

重點在於斜方肌周邊的狀況。**包含與斜方肌互相抗衡的胸大肌、頸部肌肉在內，如果不讓他們恢復原有的彈性、回到原本的位置，肌肉就無法發揮其與生俱來的能力**。

那麼，為了引發出肌肉原有的能力，該如何調整身體呢？

在講出答案之前，我們先來複習一下肌肉僵硬會有那些危害吧！

肌肉「組織液」流動的難易程度

這是肌肉僵硬的問題癥結，也就是「水」無法在體內流動的原因。

如同我們在第一章中所說的，人體內佈滿著血管以及淋巴管，用來搬運水分。同樣地，血管與淋巴管之間、細胞與細胞之間也有體液不停地在循環著。這些體液就是組織液。

健康的肌肉能夠藉由反復收縮與鬆弛，達到幫浦的效果。肌肉會藉由這樣的運動，讓營養素以及氧氣進入體內，並且排放出不需要的老廢物質。

然而，這些是肌肉在柔軟狀態下，能夠發揮原有能力的情形。當肌肉疲勞、僵硬時，又會變成什麼情況呢？

請讓我以濕紙巾為例，進行說明。

各位認為，用力扭轉一張濕紙巾，會發生什麼事情呢？

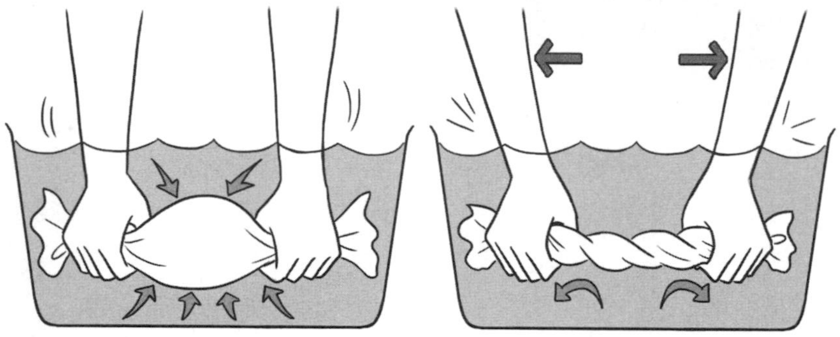

是的，會將殘留在濕紙巾上的水分擠出來。

但是，如果已經是擰乾、狀態緊繃的濕紙巾，在扭轉的狀態下浸到水裡也無法吸收水分。

另一方面，沒有擰緊、鬆散的溼紙巾浸到水裡時，濕紙巾又會變得怎樣呢？

答案應該很明確了吧！

擰緊的濕紙巾就像是被周圍拉扯過度而疲乏的肌肉，能夠大量吸收水分的濕紙巾則好比是能量滿載的原始肌肉。

也就是說，**僵硬、疲乏的肌肉無法吸收組織液**。

根據這個實驗結果，我們發現即使在疼痛的部位進行局部治療，並無法根本性地解決問題。

當然，我可以自豪地說，本書的「肌肉放鬆操」是一種具有即效性的優異處理方法，但是為了更進一步提升「肌肉放鬆操」的效果，我們必須先調整好整個身體狀態。

說到這裡，我們必須再次回到人類身體是圓筒狀結構這件事。

從「擴大空間」開始

本章一開頭就提到「人類的身體是一個圓筒狀結構」。為了強化這個圓筒狀結構，必須擴大圓筒中間的空間。

比方說，人被封閉在一張榻榻米（約180×90公分）左右的狹窄空間時，身心都會開始萎縮。肌肉也是一樣，**縮在狹窄空間內，肌肉會變得僵硬**。

在這個狹窄空間裡，肌肉只能垂掛在右耳與左耳之間的橫軸上。想讓肌肉在「放鬆」狀態下舒適地生長，必須要有更寬廣的空間。空間如果不夠寬廣，肌肉勢必得被迫收縮。

那麼，該如何擴大空間呢？

在各種論述方面，我們認為第二章中介紹的「轉動耳垂」方法最具效果。但在精神方面不會發生任何事。如果再更進一步深談，就有點像是禪修問答。總之，我們必須重視空間問題。

在這裡希望各位了解的是**擴大人體空間，結構體本身才會變強**。身體並不會因為鍛鍊而變強。

人類與建築物一樣，並不是樑柱越粗壯就越強壯。也不是牆壁越堅固就越強壯。中空狀態才是最堅固的。

結構體維持在平衡狀態，才是最重要的關鍵。

肌肉越多「越痛苦」

空間是自古以來日本人很重視的事情。

我老家日式房間內的凹間（壁龕）佔六張榻榻米大，佛堂佔八張榻榻米大（一坪等於兩塊榻榻米）。建房子時，曾經覺得那些空間明明用不到，實在是太浪費空間了。

但是，現在的我卻能深深感受到那股美好。

坐墊與客用棉被擺放在壁櫥內。寬廣的凹間掛上壁畫，在大空間裡插上一枝鮮花。不擺放多餘的東西、重視空間，是日本人獨有的美學。

六張榻榻米的房間可以讓客人來訪時覺得舒適，即使需要留宿一晚，空間也非常寬敞。兩個房間的大小可以同時容納十人以上，讓人感到舒適自在，勉強一點甚至還可以讓十人留宿。

如果是西式的客廳，無論有多少房間都不夠。六張榻榻米大的房間內擺放床、沙發，東西已經把空間給佔滿，根本沒有可以讓人生活的多餘空間。六張榻榻米大的房間，不，甚至是四張半榻榻米大的房間，如果拚命擠出可利用空間，都會比飛機的頭等艙大一些。

日本人在家中、生活中都很重視整齊。會去除不需要的東西，把家裡的空間整理安頓好。

增加肌肉這件事情，就好比是牆厚實、柱粗壯、房間窄小的狀態。狹窄的房間，會讓情緒不佳、呼吸不順。

相反來說，肌肉柔軟、圓筒膨脹，才能生活得舒適愜意。

健康取決於「腔室狀態」

我們再仔細認識一下人類的身體。

本章節中我們已經談論過在體內創造空間、擴大空間的重要性。

因為很重要，所以不斷地重複提醒，為什麼必須擴大空間呢？**因為空間越寬廣，圓筒狀的人體就會越穩定**。

「穩定」一詞中，包含著消除身體肌肉性疼痛的意思。

身體中的空間＝空洞，稱為「腔室」。「腔室」的任務是讓身體呈立體狀，以取得平衡。

如果小心地把已經壓扁的空罐拉開來，空罐還可以重新立起來。是因為「腔室」擴大了，這種把「腔室」擴展開來的作業，我稱作**「建立腔室」**。

我們正在努力推廣、建議給大家的療法，並不是要讓各位獲取更大的力量，而是想要讓人類發揮與生俱來的能力，一種不需要藉由外力過度幫忙調整的身體與心靈狀態。

人類本身沒有欠缺任何東西。天生就已經非常足夠。因為人類的身體原本就是一個比框組壁式工法更堅固的圓筒狀結構。

身體中有「腔室」這個說法，我認為與日本自古以來的風俗習慣以及生活態度有關。

茶道、花道、書道、武道等日本自古以來傳統的「道」，在磨練技術的前置階段，都會把重心放在調整自己的狀態。換句話說，重視的並非表面上的物質層面，而是內在的整體環境。

我們所謂的「腔室」也是一樣。正確的概念是**「肌肉及建築物不是重點，重點在於我們擁有的空洞、房間的空間」**。

不應該只看肌肉、物質這種局部的地方，應該看整體的狀況。

在檢視整體狀況的同時關心局部狀況，會更容易進行整頓。也可以說，當整體狀況安頓好，會更容易把局部調整好。

如何調整人體三大腔室

從解剖學來看，人類的身體有三大「腔室」。

從下一頁的圖片即可了解，身體上半部到腹部之間總共排列著三大「腔室」。這樣看來，可以實際感受到人類身體全是空洞！讓我們從上而下依序說明。

①口腔

各位應該很常聽到「口腔外科」之類的用語。所謂「口腔」，一般雖然是指嘴巴內部，但是這個用語也意味著從口到頸部為止的空洞。

②胸腔

從肩膀到橫隔膜肋骨所包圍的空洞。這個位置內有心臟與肺部，用來吸取空氣的肺部就是一種「空洞」的概念。

在身體處於平衡的狀態下，
腔室直立＝肌肉膨脹

當身體平衡狀態不佳時，
腔室塌陷

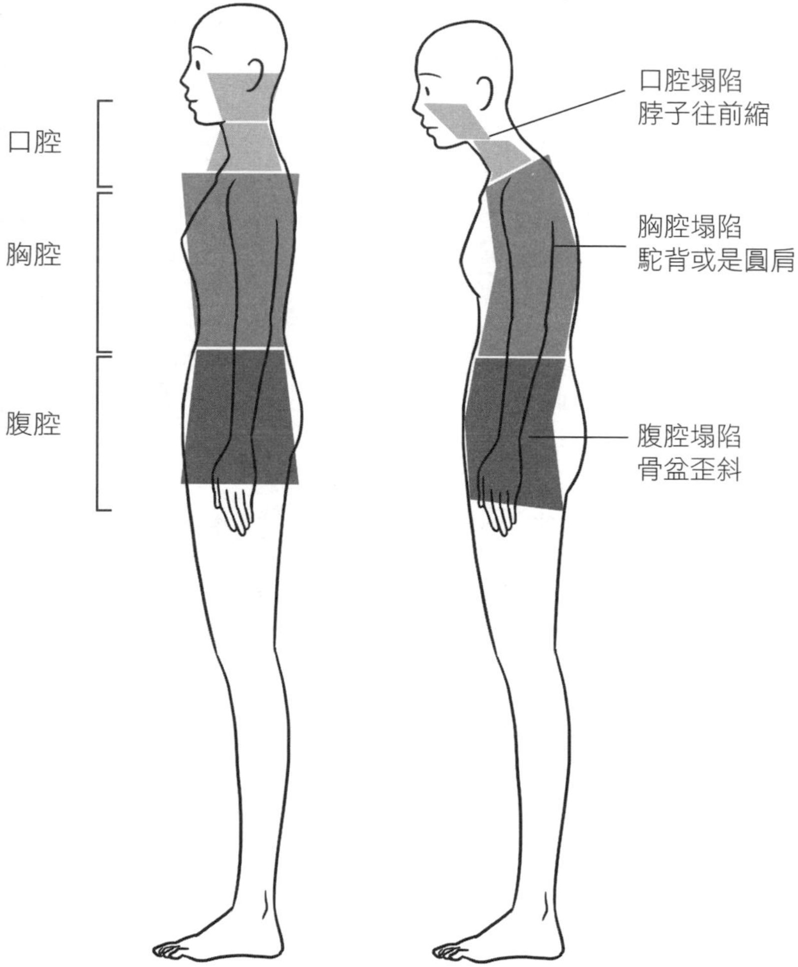

口腔：包含從嘴巴到咽喉、鼻腔的部分
胸腔：從肩膀到橫膈膜肋骨所包圍的空間
腹腔：橫膈膜以外的部分

③腹腔

位於橫隔膜以下的位置。是包含胃腸等重要內臟器官在內的大型空洞，下方是骨盆。

這三大「腔室」是連在一起的。會配合位於身體最上方的「腔室」，也就是會隨著口腔的運動而擴展或是塌陷。

因此，想要使整個身體內的空洞擴大、「建立腔室」，最基本就是要擴展口腔。

隨著口腔的運動，胸腔與腹腔也會跟著擴展開來。

如果想要擴展這三大「腔室」，進行第二章所介紹的「轉動耳垂」方法最具效果。

「轉動耳垂」是一種轉動耳垂、讓齒顎運動的運動療法，能夠舒緩咀嚼肌，讓嘴巴的開闔變得比較順暢。

這個體操有助於將新鮮空氣吸至體內，或是放鬆齒顎到頸部的肌肉，讓頸部內的空洞得以擴張。

身為一名牙醫師，我特別重視口腔相關的研究。

口腔，是全身「腔室」的入口。

並不是「有好的開始，就一定會有好的結果」。但是，如果可以好好照顧口腔這個食物入口、將口腔擴展開來，也會延續至所有的「腔室」，讓圓筒狀的體內空間變得寬廣。

第4章

每天不疲倦的「站姿」「坐姿」「走路姿勢」

與其埋首努力，不如用點腦筋

比方說，發現很久沒騎的腳踏車生鏽時，你會怎麼做呢？

千萬不要突然移動它。

輪胎沒氣、把手彎曲、沒有上油。在那種狀態下的腳踏車，如果突然移動一定會壞掉。

身體也是一樣的。身體一直不動，往往會有一些損傷。**重點是不能胡亂動，必須先做一些整頓**＝調整身體。

然而，可惜的是當身體生鏽時，很多人都只會想到要去拚命運動，因此過度拉扯。總之，很多時候都會用力過猛。

「拚命」一詞，會讓人有一種很努力的感覺。「這麼努力的我，很棒吧！」這種深層的心理感覺有時候會讓人蠢蠢欲動。

的確，「拚命」這件事情或許會讓當事人覺得心情好。

不過，稍微講得難聽一點，「拚命」這件事情並沒有甚麼技巧可言。

只要努力一定會有成果的想法，可以說是空有腦袋卻不會思考。

我認為人生就是要動點腦筋，用腦袋去調整身體。

「看起來很優雅」的姿勢，一鬆懈下來就會覺得很累

調整身體時，最重要的是必須採取正確姿勢。

只要姿勢正確，「腔室」能夠擴展開來，就不需要去煩惱肩膀、腰部等的痠痛問題。

但是，我所謂的「正確姿勢」與大家公認的「良好姿勢」有著些許的差異。

首先，舉個例來說，一般公認的「良好姿勢」是「挺直背肌（挺胸）」。的確，這種姿勢從外觀看來或許並不壞。

但是，從醫學的角度來看卻必須打上一個問號。

「挺直背肌」意味著拉長脊椎，但是脊椎在體內原本就不是如柱子般的可

以負重的東西，也無法單獨用來支撐身體。

施力拉長脊椎，會使得周邊肌肉收縮、腔室受到擠壓。

事實上，一般公認的「良好姿勢」往往會導致身體疼痛與痠痛。公認的「常識」其實反而是很恐怖的東西呢（笑）。

那麼，真正「正確的姿勢」又是什麼呢？

這裡指的是可以建立「腔室」的姿勢。具體內容讓我們看下一頁的插圖來說明。

身體好姿勢① 站姿

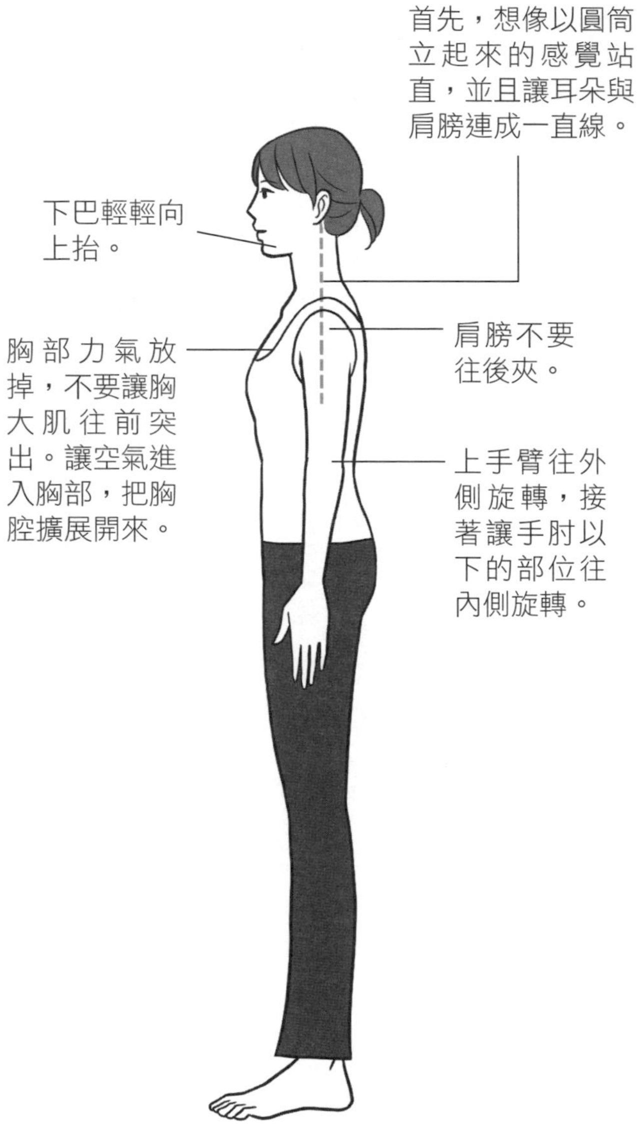
首先，想像以圓筒立起來的感覺站直，並且讓耳朵與肩膀連成一直線。
下巴輕輕向上抬。
肩膀不要往後夾。
胸部力氣放掉，不要讓胸大肌往前突出。讓空氣進入胸部，把胸腔擴展開來。
上手臂往外側旋轉，接著讓手肘以下的部位往內側旋轉。

把注意力放在腰部以上、身體前側與內側的肌肉（上舌骨肌群、下舌骨肌群、胸鎖乳突肌、胸大肌、腰大肌）。

耳朵到腳拇趾連成一直線的感覺。

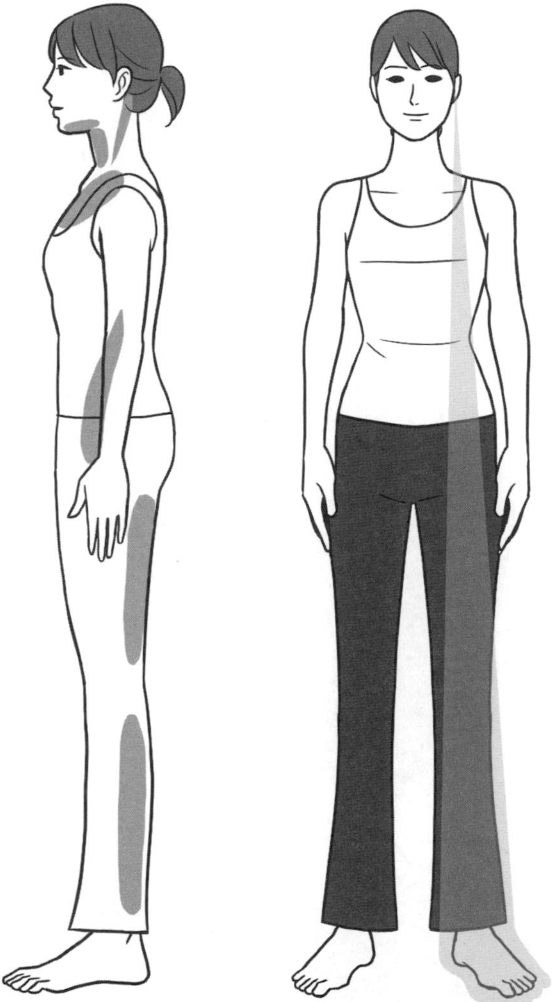

不是用脊椎站立，而是藉由身體前壁與側壁站立的感覺。

下半身方面，注意力放在支撐身體內側、後側的肌肉（腿後腱、腓腸肌、比目魚肌）。

身體好姿勢② 坐姿

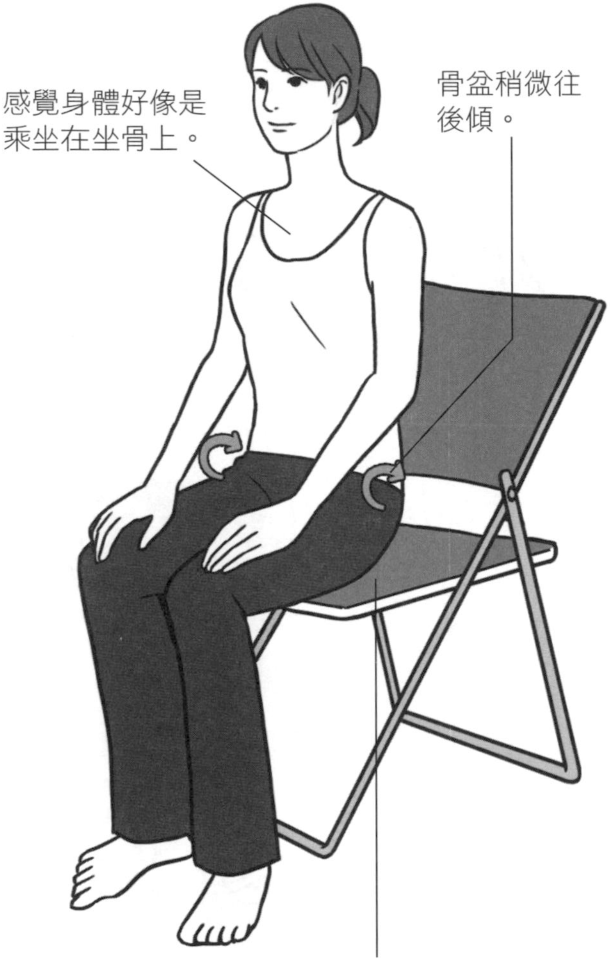
感覺身體好像是
乘坐在坐骨上。
骨盆稍微往
後傾。
淺坐在椅邊。

坐姿從正面看起來，全身呈 A 字形的感覺。
右耳與左耳連成一線，就好像是A字中間的橫線。

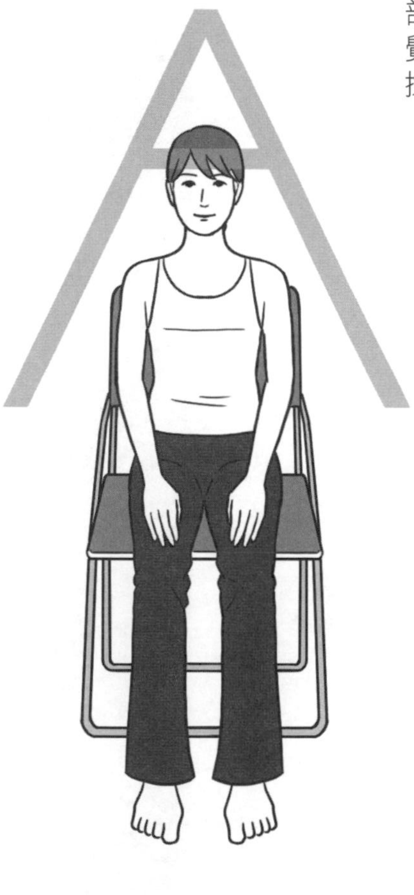

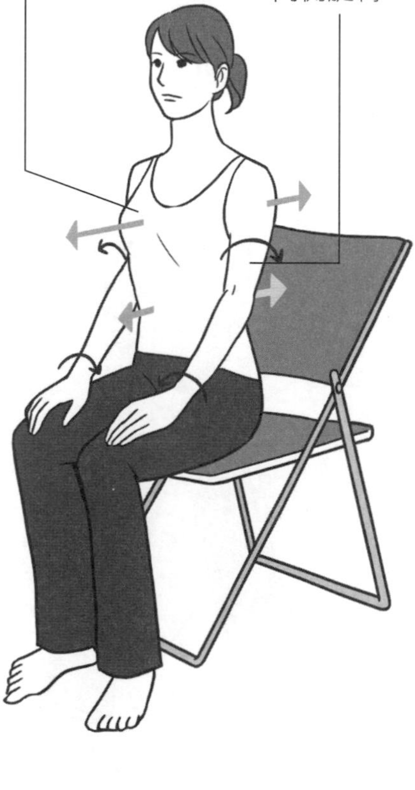
讓空氣進入腹部與胸部，感覺到「腔室」撐開。
上手臂往外側旋轉，接著讓手肘以下的部位往內側旋轉。

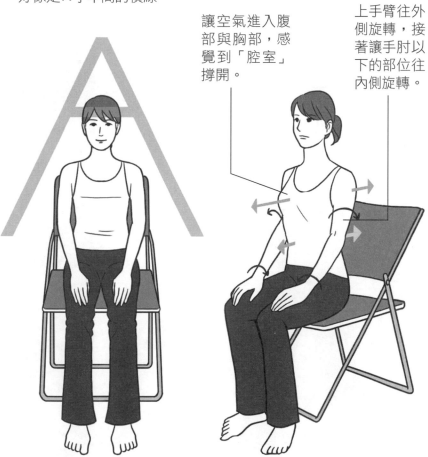

身體好姿勢③　走路姿勢

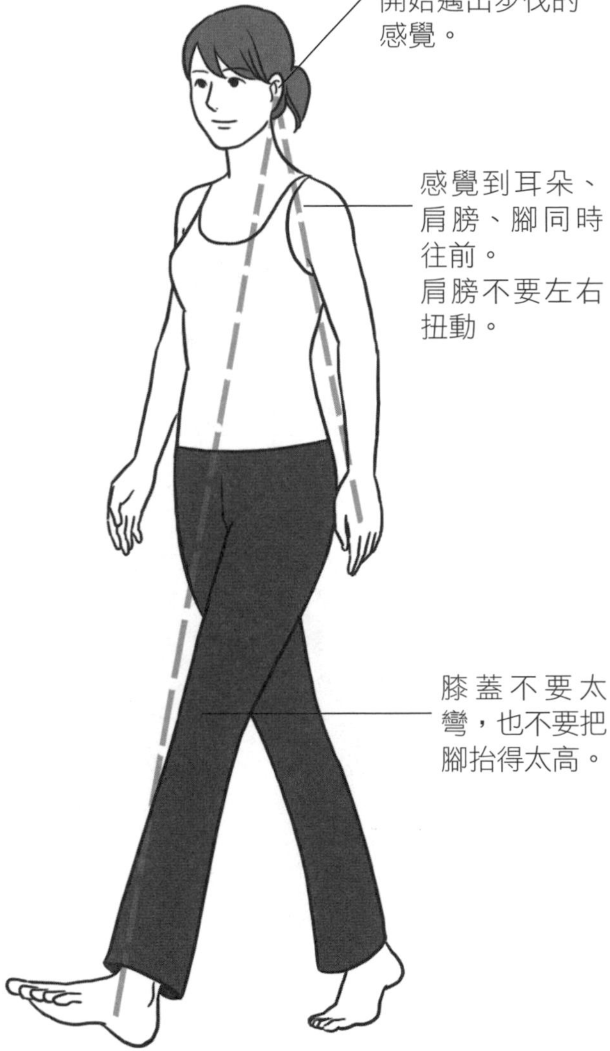
不能只用下半身走路，要從耳朵開始邁出步伐的感覺。
感覺到耳朵、肩膀、腳同時往前。
肩膀不要左右扭動。
膝蓋不要太彎，也不要把腳抬得太高。

走路時，扭動腰部，像「模特兒走台步」般的姿勢，並沒有使用到腰大肌，是不好的姿勢！身體外側、後側的伸肌群會因此而緊繃、使肩膀受力，造成肩膀痠痛。

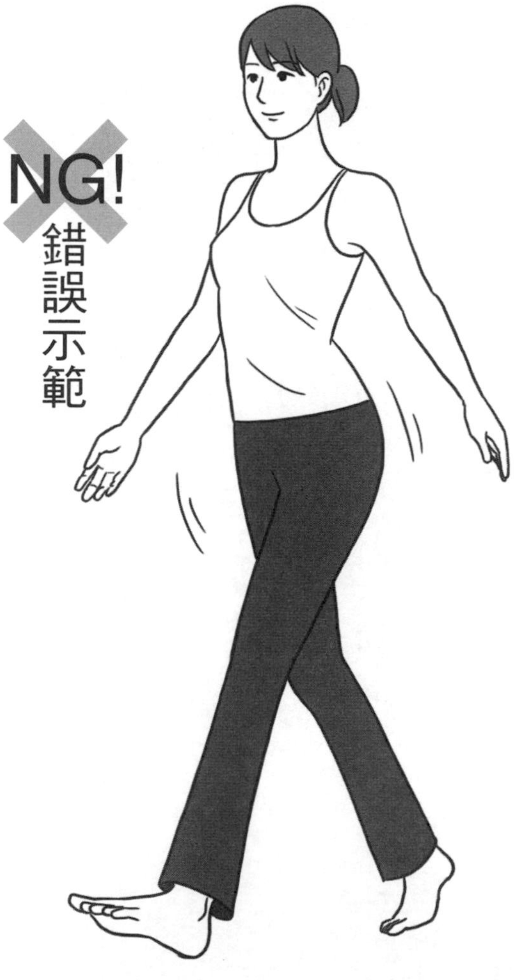

接下來
要介紹的是塑造正確姿勢
的運動療法。

閃閃亮亮
啪踏啪踏體操

減緩肩膀痠痛、
矯正駝背

【功效】

- 建立正確站姿
- 減緩肩膀痠痛
- 矯正駝背
- 改善呼吸
- 穩定自律神經
- 提升專注力

❶站立，雙腳打開與肩同寬，雙手手腕自然下垂。
❷說「閃閃亮亮」四個字。說「閃閃」的時候，讓掌心往外轉動，說「亮亮」的時候回到原位，重複進行四次。

1

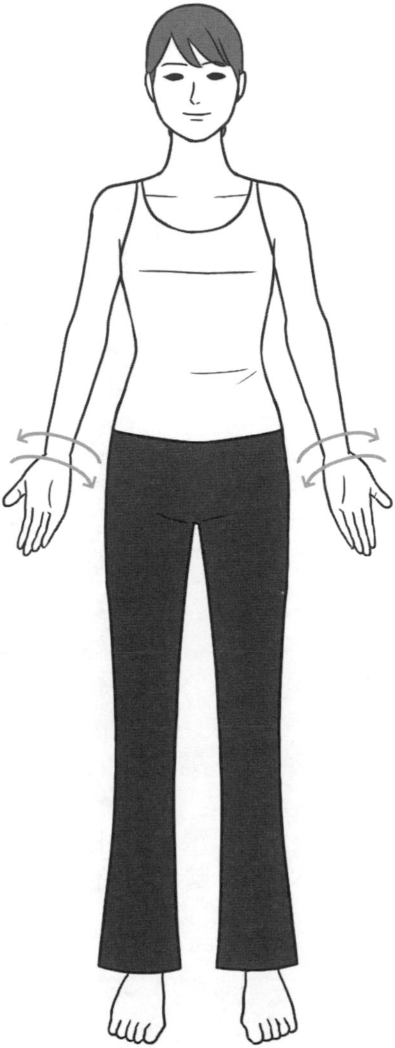

2

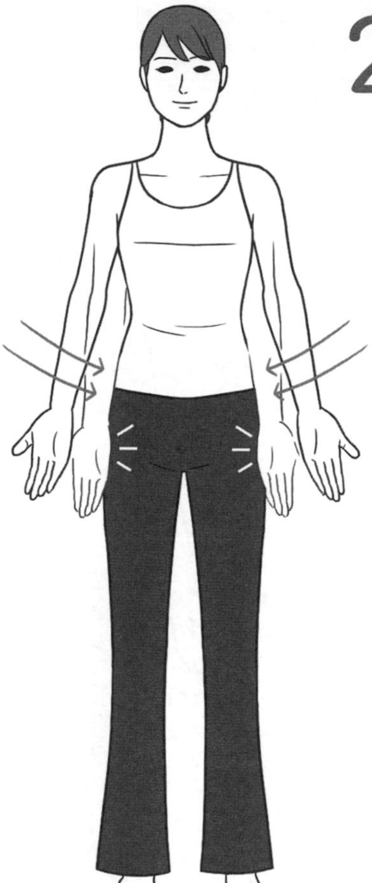

掌心朝外，往大腿處「啪踏啪踏地」拍打四次。

3

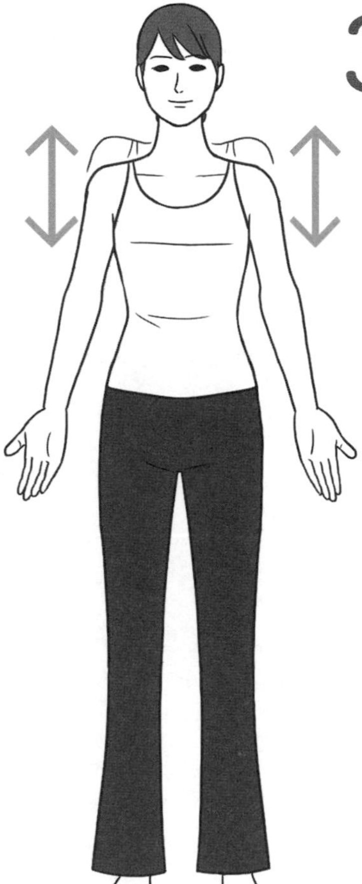

❶將肩膀往上抬，再往下放。
❷重複進行四次。

4

重複進行三組步驟 **1～3**。

5

❶雙手往身體前方抬高，掌心朝上。
❷說「閃閃」的時候，讓掌心朝外側扭轉，說「亮亮」的時候回到原位，重複進行四次。
❸掌心維持向上，雙手側面互碰拍打，重複進行四次。
❹將肩膀往上抬，再往下放，重複四次。
❺此步驟重複進行三組。

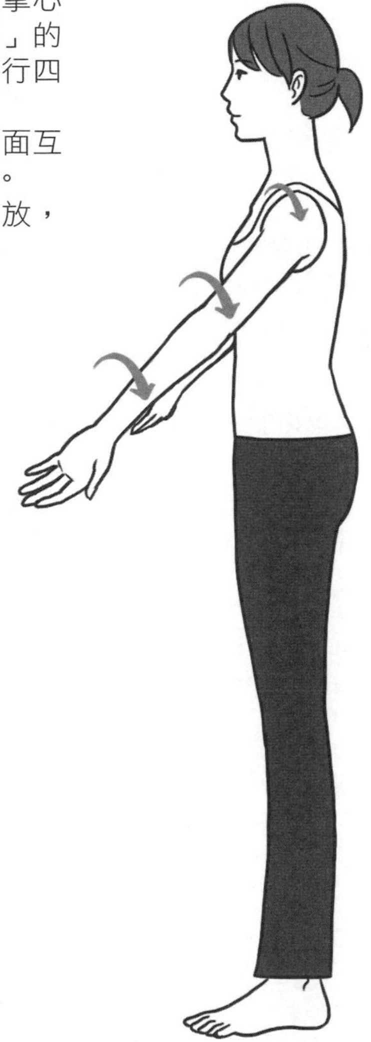

❶接著把手放到身體後側，掌心朝上。
❷說「閃閃」的時候，讓掌心往外轉動，說「亮亮」的時候回到原位，重複進行四次。
❸雙手手臂往身體後方延伸，雙手小指互碰拍打，重複進行四次。
❹掌心朝外、肩膀往上抬，再往下放，重複進行四次。
本步驟重複進行三組。
※手往後抬時，肩膀不要跟著轉到後面，只有手往後，這樣胸腔才會擴展開來。

6

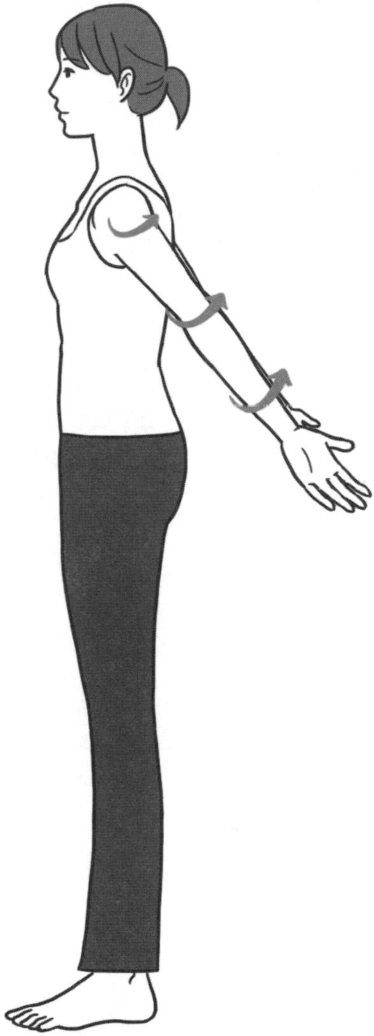

7

重複進行三組步驟 1～3。
這時容易往前縮的上半身肌肉，會變得比較放鬆。

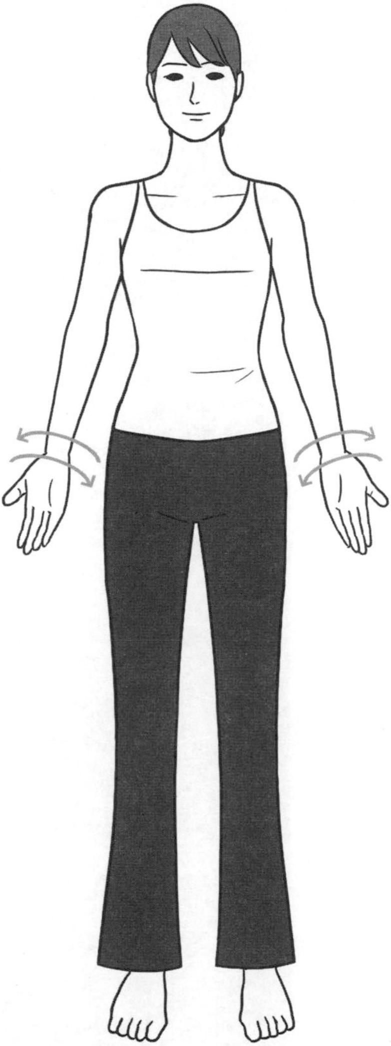

上腹部體操

矯正走路姿勢

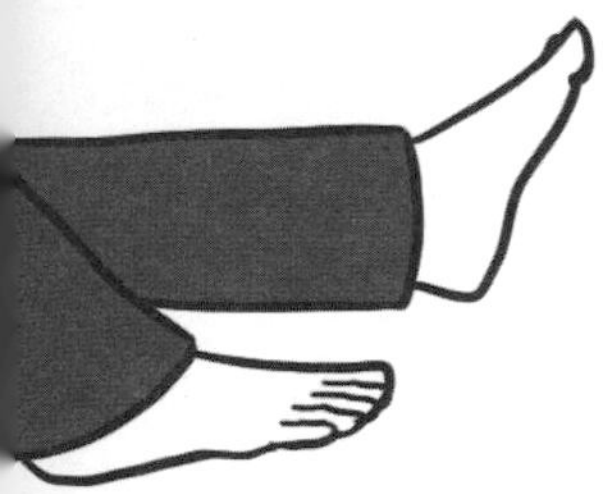

【功效】

●建立正確的走路姿勢

●改善肩膀痠痛

●促進腸胃蠕動

1

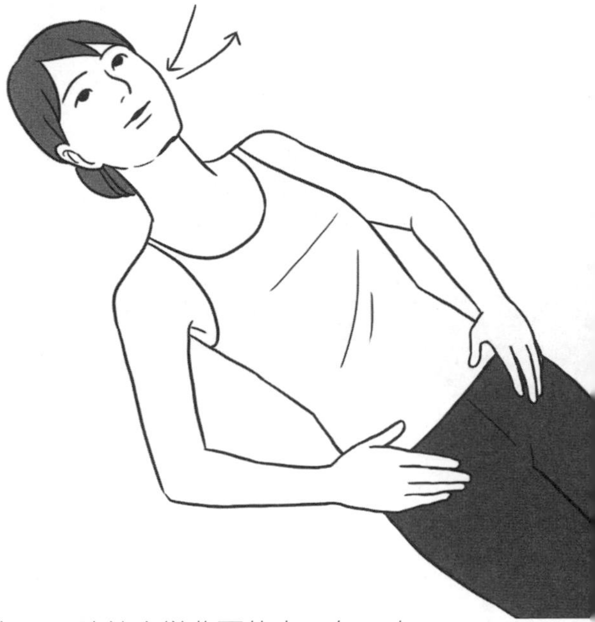

❶仰躺，手放在左右髖骨內側。
❷從鼻子吸氣，再從嘴巴快速呼氣。

2

❶腳跟放在地板上，兩膝輪流彎曲再伸直，各四次。這時，用手確認腰大肌是否有連動。
❷此步驟重複進行三次。

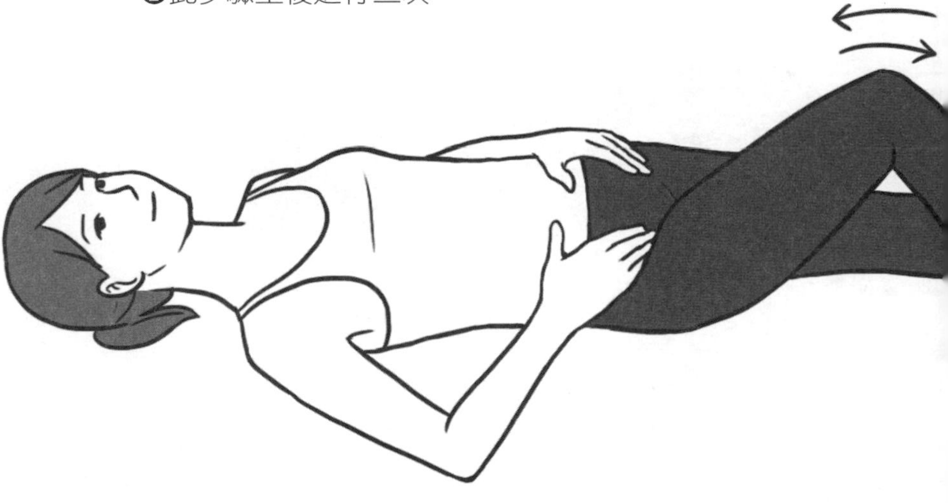

3

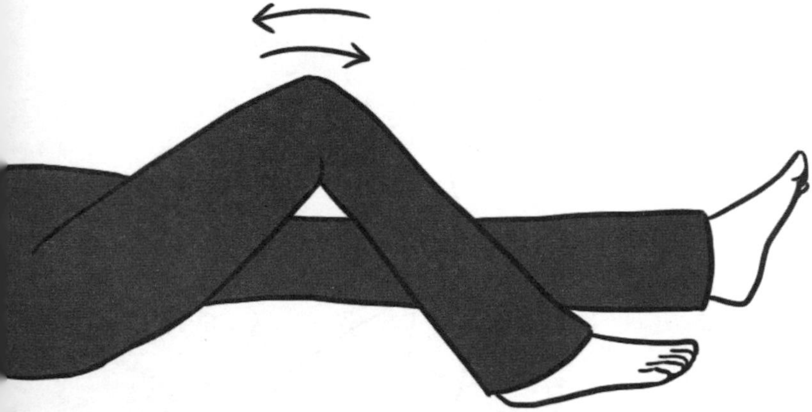

4

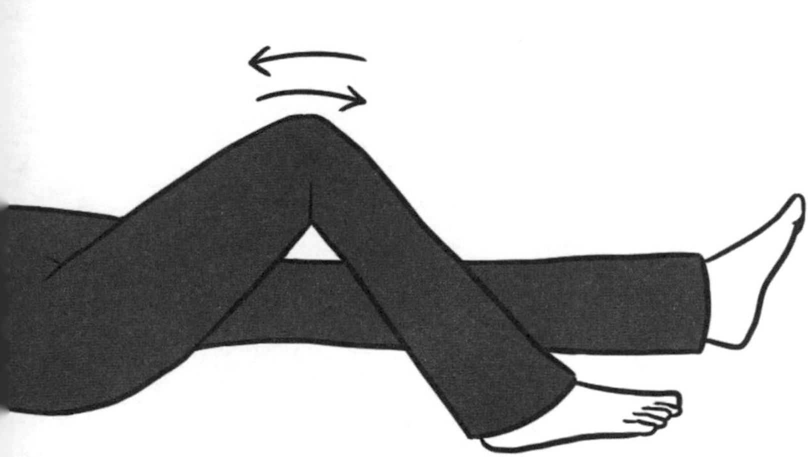

雙手放在肚臍旁，重複進行步驟 **2**。

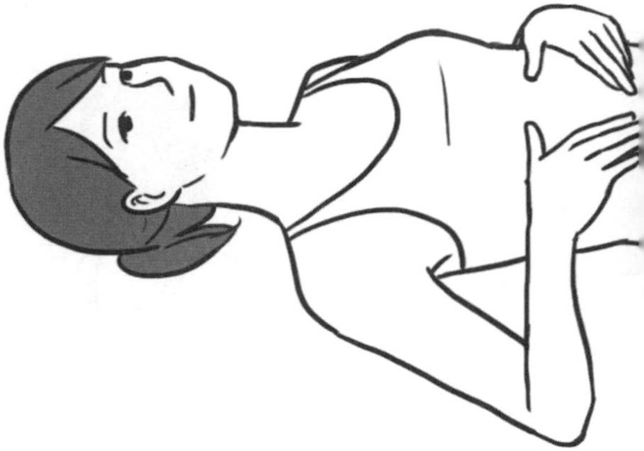

雙手放在心窩處，重複進行步驟 **2**。

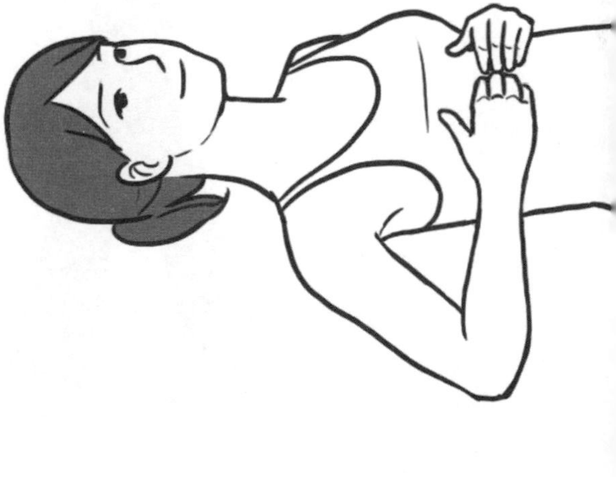

❶站立，雙腳打開與肩同寬。
❷手放在心窩處，膝蓋不要彎曲，將右腳先往前踏一步，再回到原本的位置。
❸左腳也進行相同的動作。

5

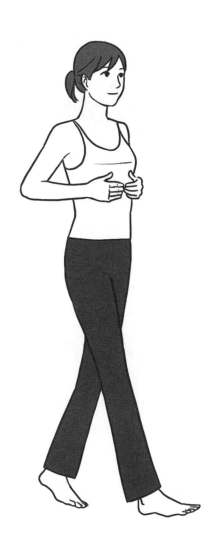

感受腹部的肌肉運動，同時踏腳八次。
像是從心窩處踏出腳步，再拉住腳的感覺。

6

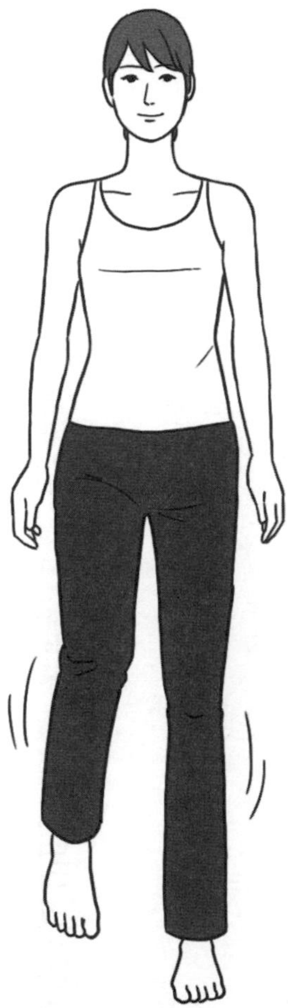

立即改善肩膀痠痛的「正確提物法」

有人會奇怪「不過就是拿個東西」。但是，拿東西也有所謂的「正確姿勢」。即使只是一個公事包，只要採取正確姿勢，就不需要花費多餘的力氣。

這樣說來，拿東西當然不會讓肌肉僵硬。不僅是如此，**搬運東西可以成為一種肌肉療法**。

那麼，就趕緊來介紹拿東西的正確方法吧！

比方說，用右手拿起附有把手的公事包時，必須用到拇指側邊。這樣說各位或許會覺得是要用拇指從內側鉤住把手，其實不是，是一種用拇指的掌丘從旁輔助的感覺。

通常，我們會用拇指以外的四根手指頭拉提東西，從上方看起來，拇指只是配角。

但是，僅用拇指以外的四根手指頭施力，容易造成從小指頭開始連接至手臂外側背闊肌的整條小指線（pinky line）受傷。請見下頁圖。

為了避免這樣的情形，**建議用拇指的掌丘作為輔助**。

這樣一來，拿取東西時，就能發揮從手腕內側的拇指掌丘，經過尺骨到肱二頭肌、從胸大肌通過鎖骨、通過下頜舌骨肌、甲狀舌骨肌、頸闊肌等，連接至股廣肌群的拇指線（thumb line）功能。

把（沒有拿東西的）左手放在胸大肌的位置，將掌丘往內按壓，就能感受到胸大肌的動作。

所以，從下方往上拿起包包等物品時，確實將拇指往下按壓，就可以用比較少的力量拿起東西。

附帶一提，**拇指：其他手指，最適當的均衡力量約為**8：2。

這樣一來，只要輕輕往上提，就可以輕鬆拎起包包。

也就是說，提包包等物品時，應該多加利用拇指線，而非小指線。

此外，姿勢正確地提重物，反而能夠讓肌肉放鬆，身體本身也會變得比較輕鬆。希望各位可以藉此理解，先前我們提到「搬運東西可以成為一種肌肉療法」的理由。

當然，用左手拿東西的動作也是一樣的。

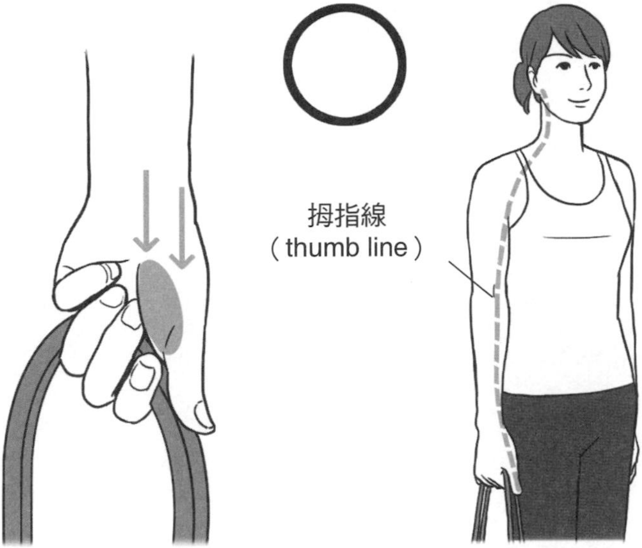
拇指線
（thumb line）

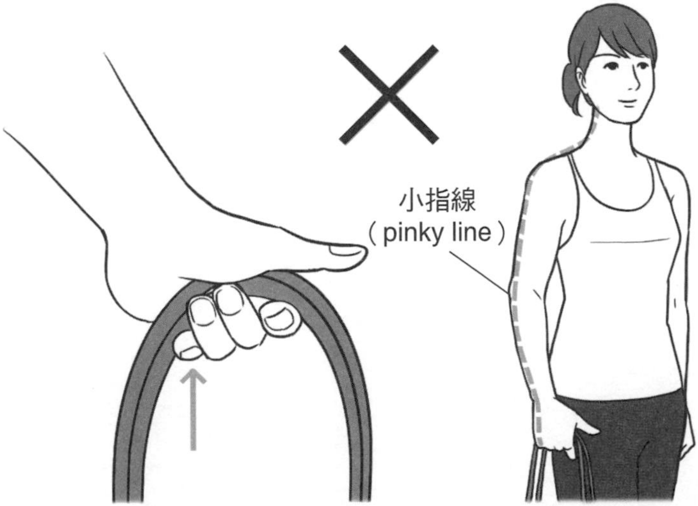
小指線
（pinky line）

第5章

改變生活小習慣
一分鐘自我療法

照護（平日維護）勝於治療（治癒）

實習醫師時期，我約有半年的時間待在ＩＣＵ。不知道是否因為如此，我對於ＩＣＵ有著比其他人多一倍的感受

當時的我一直有個疑問，那就是對ＩＣＵ一詞的解釋。

ＩＣＵ翻譯成日文是「集中治療室」。想必醫師、護理師與患者也都是這麼認為的吧！

不過，這稍微有點奇怪。明確來說這根本是完全弄錯了。

ＩＣＵ其實是加護病房（Intensive Care Unit）的縮寫。直譯應該是「集中照護室」才對。不知道究竟是何時、何地、誰把Care搞錯成Cure，使得「照護」變成了「治療」。

我認為該錯誤會反映在醫師的態度上。也就是說，會認為「就是要給與治

療」。

當然，這也不是罪大惡極的事，我們這些醫療從業人並不是怪醫黑傑克，也不是超人。

更謙虛點來說，我們所能做的部分就是守護患者。我把我個人的角色定位為當患者狀況不佳時給予友善的支援。

因此，比起治療，更重要的是照護。**我認為照護勝於治療**。

的確！比起蛀牙後治療得美觀好看，不如不要蛀牙就沒事了嘛！手術後，腦梗塞狀況有所改善，一開始就把健康看顧好不是更好！

意味著把自己好好整頓一下是非常重要的。

人類原本就富有強韌的生命力與能力。

現代人往往輕忽了這個部分，只著眼於肉眼看得到的地方。曾幾何時，日本人已經忘了要去重視那些看不見的地方。

那麼，該怎麼做才對呢？

其實相當簡單。只要回到原點即可。

我所提倡的「腔室」概念，以及照護相關的想法，都是對人類而言最理想的方式。

照護勝於治療。才是最根本的思維。

「根本沒有臥床不起的老人」

麻醉科急診急救中心長—鈴木重光醫師是我麻醉實習醫師時期的恩師，他經常對我們說。

「其實根本沒有臥床不起的老人，只有被放任躺著不起的老人！」

這是怎麼一回事呢？鈴木醫師表示放任老人臥床不起原本就是一件很詭異的事情。當時他最常舉的例子就是「嬰兒」。

「**就算是頸部還無法直立的嬰兒，我們也不可能讓嬰兒一直躺著不動吧！那麼為什麼我們要放任老人躺著呢？**餵食嬰兒時，我們會把嬰兒抱起來吧？會讓嬰兒打嗝吧？會不斷地拍打嬰兒肩膀吧？會想讓嬰兒的肺部擴張開來吧？」

老人的狀況應該也是一樣才對。

如果白天沒有讓老人起身，老人的肺部就會因此而塌陷，最後就會真的臥床不起。也就是說，「臥床不起的老人」是在醫療體制下催生的。

鈴木醫師還說：「如同沒有任何一個會臥床不起的嬰兒，應該也沒有任何一個該臥床不起的老人才對。不要放任他們臥床不起，白天就讓他們起身動一動。不論身上插著多少管子、又有多少測量儀器，讓他們在安全的狀態下起身。晚上再讓他們躺下並且協助翻身」。

只要「腔室」擴張，肺部就不會塌陷。

再加上，鈴木醫師提倡不用藥的醫療。

「在快要消逝的生命火苗上淋汽油，會砰地一聲迅速燃燒殆盡！」

這些就是鈴木醫師的主張。心臟疲弱時，一般會施打強心劑，但是並無法根本性地解決問題。

鈴木醫師表示：「總之，要維持良好流動狀況（flow）。給與氧氣及營養素、讓水分循環良好」。

這個部分呼應了我們正在推廣的淋巴照護法。

總之，維持良好的流動狀況。這裡所謂的「流動」並不是指血液的流動，而是體液的流動。

也別忘了鈴木醫師以下這番話。

「（醫師）各位別睡著啊！要好好地看顧患者。幫助患者建立營養與氧氣的通道，只要能夠守住這道防線，火苗就不會消失。你們只要稍不注意，火苗就會隨即消失。在離開視線之前如果狀況不穩，火焰就會砰地一聲變大。這樣一來，等到各位查覺到時，火苗就已經消逝了唷！」

維持小小的火苗就好，醫師的使命就是要好好地看顧著、讓火苗維持穩定。

「也就是說，要讓火苗維持穩定。而不是任其大量燃燒」

鈴木醫師的這番教誨，成為我的中心思想。

我的想法是要用輕柔的力道讓肌肉放鬆、不建議進行肌肉訓練，這些在醫學上確實有它的道理存在。

鬆軟的西式床墊與薄硬的日式墊被，哪一種比較能夠幫助消除疲勞？

為了推廣「肌肉放鬆操」的理念，我們在日本全國開設免費的座談會。座談會時往往會收到來自與會人士的各種提問。不可思議的是經常會在完全不同的地點接收到相同的問題。我想那些一定都是大家最關心的題目。

比方說，好幾次有人提問：「睡覺用西式床墊還是日式墊被，哪種對健康比較有益呢？」

到底哪一種比較好呢？

答案是「其實薄硬的墊被比鬆軟的床墊來得好」。

睡覺時，最重要的是讓幾乎全由肌肉組成的背部變得柔軟。

也就是說，只要確實在背部打造出一個「腔室」即可。

這樣一來，與其讓身體深陷於鬆軟的西式床墊，倒不如躺在薄硬的日式墊被上比較恰當。

陷入床墊內，全身力量絕對不可能均等。這樣一來，就會對陷入的部分施加不當的力量，很可能因此讓肌肉僵硬。

重點是把背部變成一張水床。

背部肌肉柔軟，可以幫助組織液順利通過，我們就像在漂浮的狀態下就寢。

不能在泡澡時進行「肌肉放鬆操」

「日本人喜歡泡澡」，話雖如此，「泡澡是好事嗎？」也經常有人問：「泡澡跟淋浴，哪一種對健康有益呢？」

泡澡沒有不好。我認為做岩盤浴也不錯。

身體溫暖，能夠幫助體內老廢物質流動。消除累積了一整天的疲勞。

只要老廢物質可以流動，血液循環就會變好，淋巴管與血管都得以擴張。從物理的角度來看，肌肉也會變得柔軟。

在放鬆效果方面，讓副交感神經佔優勢、呼吸也會變得比較和緩。

浸泡在浴缸時，整個身體感受到水壓，肺泡就會跟著擴張開來。這樣的狀態與和緩呼吸的狀態相同。

因此，特別是在夜晚、就寢前，比起淋浴，慢慢地浸泡至浴缸對健康更有益。

但是，有一點要特別注意。請不要在泡澡時進行我們所建議的肌肉放鬆操。

請選在泡澡之前進行。

因為假設在泡澡時進行，原本身體暖所能得到的效果，會因為冷卻而退回原點。剛從浴缸起身、在血液循環最好的時候進行這些體操的結果也一樣。

在泡澡前進行，可以事先調整組織液流動的環境，效果也會比較容易維持。

改變「洗髮方法」讓秀髮變健康

在身體清潔方面，最常有人詢問的是關於洗髮的方法。洗髮時，理所當然會抹上洗髮精，但是洗髮精其實是個「壞東西」。許多洗髮精成分中都含有**十二烷基硫酸鈉**等介面活性劑。在日用品方面，除了用於洗髮精外，這種十二烷基硫酸鈉亦包含在牙膏、刮鬍膏之中；工業用方面則會用於車庫地板清潔劑、洗車專用清潔劑等。

總之，這是一種可以有效去除油脂的化學合成物質。但是在洗髮精、牙膏中加入洗車專用清潔劑的成分，總會讓人覺得不太舒服吧。

實際上，有人指出這種成分可能會對人體帶來不良影響、可能造成皮膚及眼睛等發炎症狀。雖然尚未在醫學上証實其是否具有致癌性。但是，經常引發熱議。

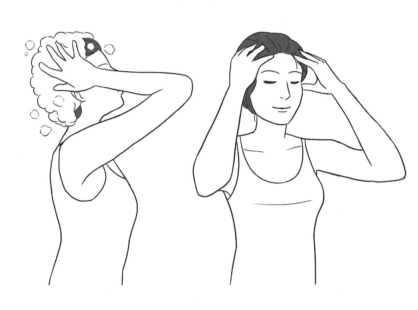

那麼，洗髮時該如何保護自己不要受到十二烷基硫酸鈉的不良影響呢？

最好的辦法當然是使用不含此成分的高級洗髮精，但是**如果可以採用我們建議的洗髮方法，幾乎可以百分之百阻絕這些對身體有害的因素**。

那麼，就來告訴各位具體的做法吧！

①首先，不要用洗髮精，先用淋浴的方式沖洗。**儘量先用溫熱的水，沖掉髒污**。這時，不能用力搓洗頭皮。在不會接觸到頭皮的狀態下，用淋浴的方式沖洗即可。

②充分洗淨後，僅用少許的洗髮精。**如果**

不會起泡也沒關係。接著，再用淋浴的方式充分清洗。

③再次使用少許的洗髮精。這次應該會稍微起泡了。再用淋浴的方式充分清洗。

④再用少許的洗髮精。這時應該已經非常會起泡了。**充分起泡後，儘量用不會接觸到頭皮的方式，可以利用頭髮或是泡棉，輕撫整個頭皮、仔細地清洗**。接著，搓洗約三分鐘。

⑤將少量的潤絲精或是潤髮乳倒在掌心，僅在頭髮表面輕拍。然後立刻沖洗乾淨。

讓腳跟「光滑乾淨」的清潔方法

各位或許會覺得很意外，其實有很多人提出不少腳跟相關的提問。

不用我多說，各位都知道腳跟與頭部的位置距離相當遙遠。因此，的確是很容易忽略的一個部位。但是，從在身體上「建立腔室」的意義來看，腳跟與耳朵、頸部肌肉等都是非常重要的部位。

人類的外在本來就是一張皮。**腳跟和頭皮一樣都是身體的末端，很容易因為拉扯而變得粗硬**。

一旦變得粗硬，淋巴流動的狀況當然也會跟著不順。

粗硬的腳跟與僵硬的肌肉一樣，即使揉捏也無法恢復柔軟。相反的，還會越揉越硬。

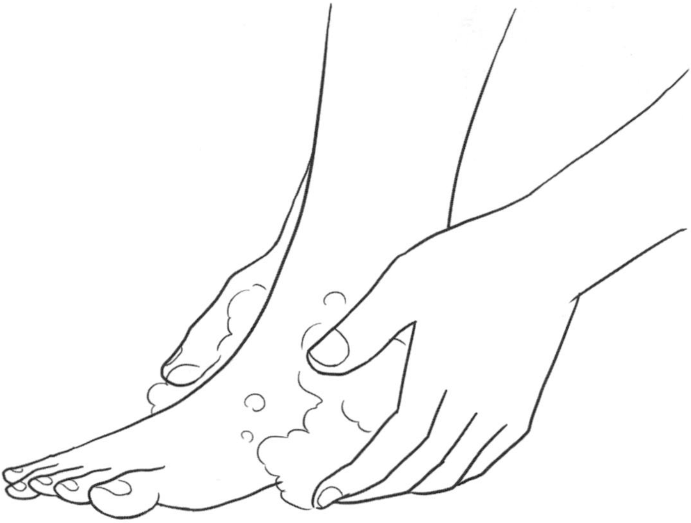

揉捏這種行為就像是把膽怯的小羊強行拉出羊舍一樣，只會造成反效果。
那麼，該怎麼做才對呢？
其實只要讓腳跟周圍放鬆、輕柔地觸碰即可，腳跟就會慢慢變得柔軟。事不宜遲，就來介紹清洗腳跟的方法吧！

①用起泡網，讓肥皂充分起泡，避免用手直接接觸皮膚，利用泡泡的壓力充分洗淨腳跟。

②反復沖洗五次左右，腳跟就會變得「光滑乾淨」。

用菜瓜布等物品搓洗腳跟，會造成皮膚表面受損、變得粗糙，這些部分又會因為吸收到水分而增厚。

明明清洗乾淨了，腳跟處卻能用指甲摳出白垢。有不少人會煩惱體垢過多的問題，這些彷彿像是身體生鏽一樣的垢，都是因為清洗方式有問題。用力搓洗腳跟會弄傷角質，粗糙的角質會因為增厚而變得不平滑。腳跟因此受傷、纖維受到破壞，結果變得更加粗糙。

輕柔地清洗、讓腳跟變得「光滑乾淨」，就不會再從皮膚表面摳出汙垢了。

每天持續這樣做，約一週左右，腳跟就會變得非常柔軟又光滑。

現在立刻「必須捨棄的刷牙方法」就是這個！

前面我們在「洗髮方法」的單元裡，有稍微談到一些，那就是許多牙膏中都含有十二烷基硫酸鈉。一想到這些東西要放入嘴巴裡，毛骨悚然的程度應該會跟著提高吧！

和洗髮精一樣，我們也可以選擇不含十二烷基硫酸鈉的高級牙膏，但是也可以採取一種不同的刷牙方法來「防護」。現在就把這個方法傳授給各位吧！

①首先，**僅用清水仔細刷牙**。儘量只用清水去除髒污。但是，不能用力刷，而是讓刷毛在牙齒上輕晃。

②仔細刷好牙後，**使用一點點牙膏**。沒有起泡也ＯＫ。之後，再用清水刷牙、漱口。

③再使用一點牙膏。然後，和②一樣用清水刷牙、漱口。

④再用清水刷牙、漱口一次。

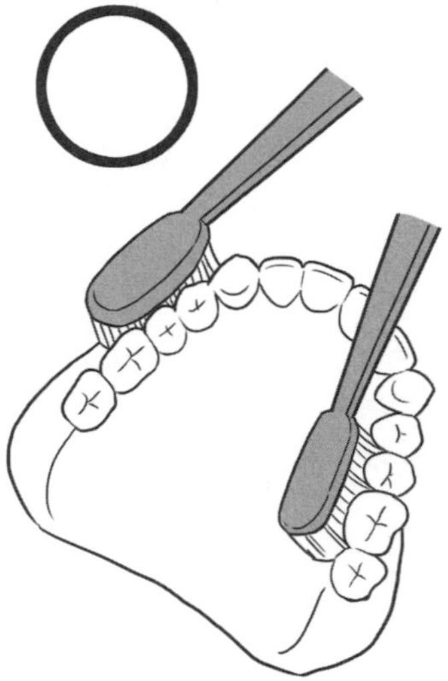

相對於牙齒，刷毛以縱向進入口腔

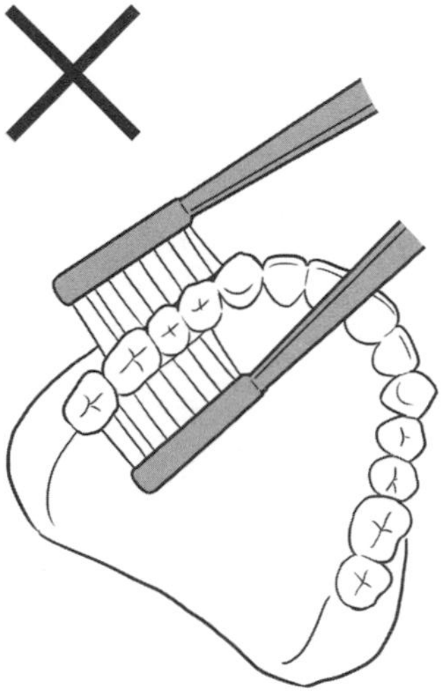

刷毛以斜橫方向進入口腔

⑤接著，再用清水刷牙、漱口一次。**持續進行到完全沒有牙膏泡沫為止**。

採用這種刷牙方法，可以避免受到牙膏內所含的眾多研磨劑或是發泡劑的不良影響。

此外，要特別注意的是牙齒上的髒汙往往會造成牙齒脫落。

那麼，該如何刷牙，而且要刷到牙齒的哪裡才最恰當呢？

最需要清潔的牙齒部位就是齒縫間的溝槽縫隙。牙刷的刷毛必須深入該處才行。

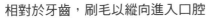

這時，相對於牙齒，應該讓刷毛縱向（直立）進入口腔。即使刷到牙齒內側，牙刷的方向也要維持一致。

這樣一來，就可以確實刷到溝槽縫隙，而且完全沒有刷到牙齦的必要性。附帶一提一天之內想要刷幾次牙都ＯＫ，但是起床時與就寢前一定要花時間慢慢刷，餐後也可以稍微簡略地刷一下代替漱口，更能保持牙齒清潔。

以上介紹是個人建議的洗髮方法、腳跟清潔法，以及刷牙方法，各位如果能夠實踐這些方法，體內淋巴流動就不會受到頭皮、腳跟、牙齒部分的阻礙。

避免過勞、超簡單的自我療法

截止目前為止，我們已經介紹過幾項療法。或許有人會說「要做的事情太多，根本記不起來」。

不用勉強自己記住這麼多事情，只要參考本書的內容一一實踐，就完全沒問題。在過程中會自然而然地進入腦袋裡。

除此之外，我們再來介紹最後一種超簡單、現在立刻就能夠記起來的「佐藤式淋巴痠痛療法」入門照護法。

第二〇八頁的「躺著進行淋巴自我療法」是「轉動耳垂」的超級濃縮版，但這個濃縮版的效果當然不是最好的。請立即自己實際感受看看。

眼周肌肉放鬆操

消除眼部疲勞

【功效】

- 消除眼睛疲勞
- 讓眼睛明亮有神

1 ❶單手放在半邊額頭上，小指剛好位於眉毛上方。
❷眼角朝下、眼尾朝上，讓手稍微傾斜。

2 往斜上方看，另一隻空著的手，用輕柔的力道轉動耳垂四次。

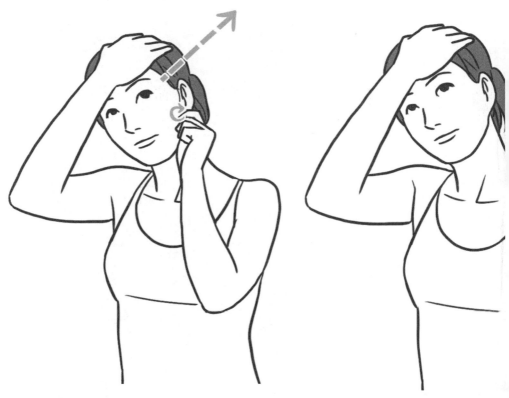

3 換一側進行上述相同內容。

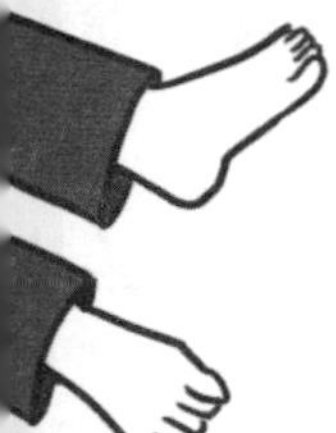

躺著進行淋巴自我療法

消除肩膀痠痛

【功效】

- 神清氣爽地起床
- 消除肩膀痠痛

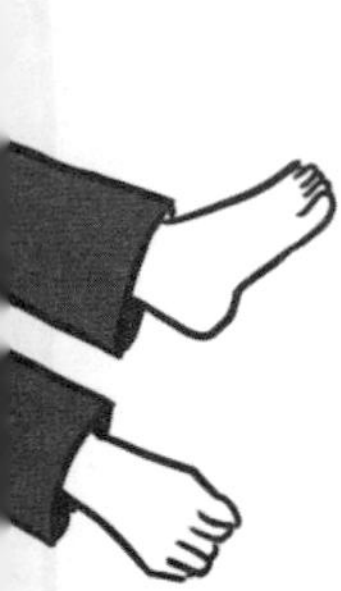

1

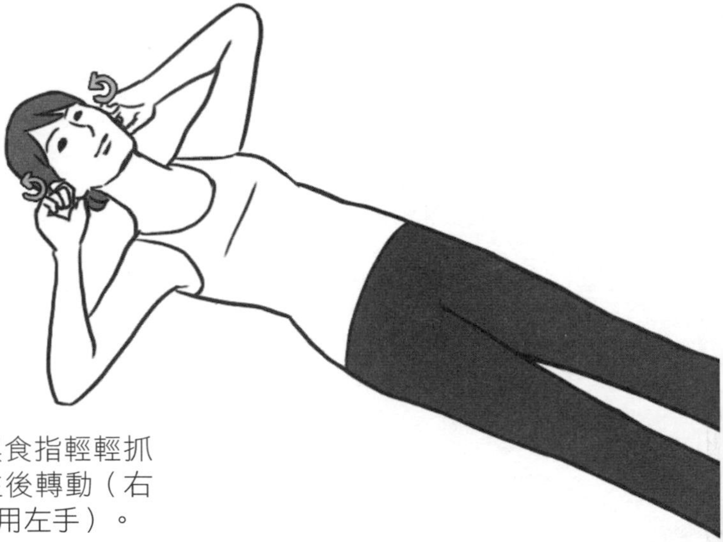

平躺，用拇指與食指輕輕抓住雙耳耳垂，往後轉動（右耳用右手、左耳用左手）。

2

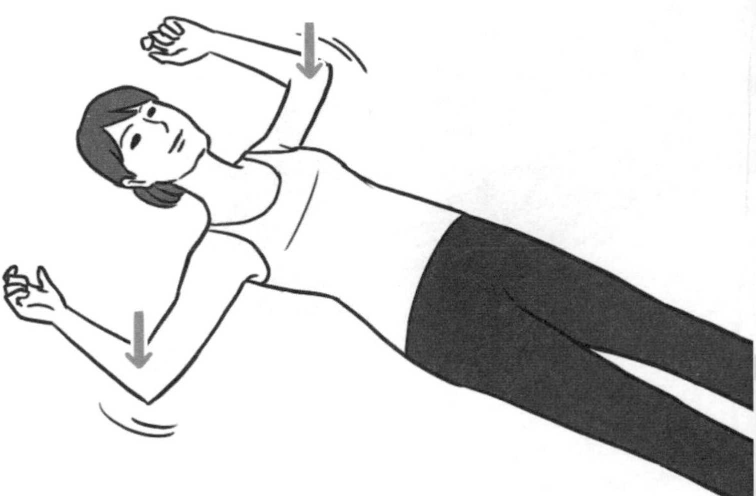

雙手上臂往上抬，再往下接觸地板，四次。

3

雙手上臂朝後方轉動。

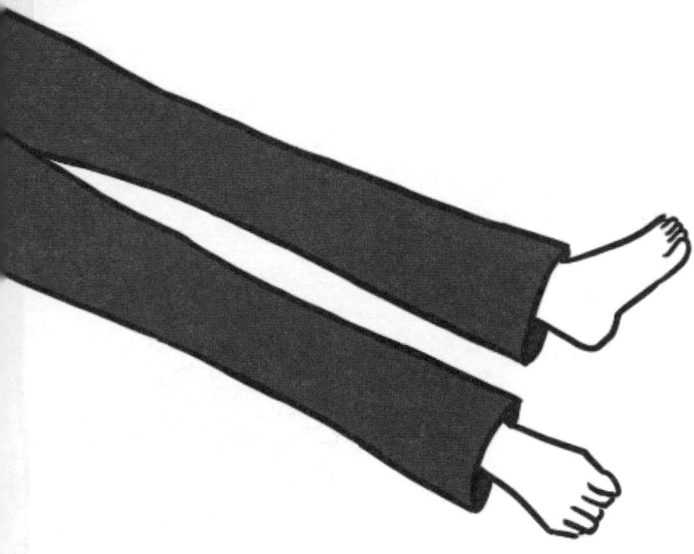

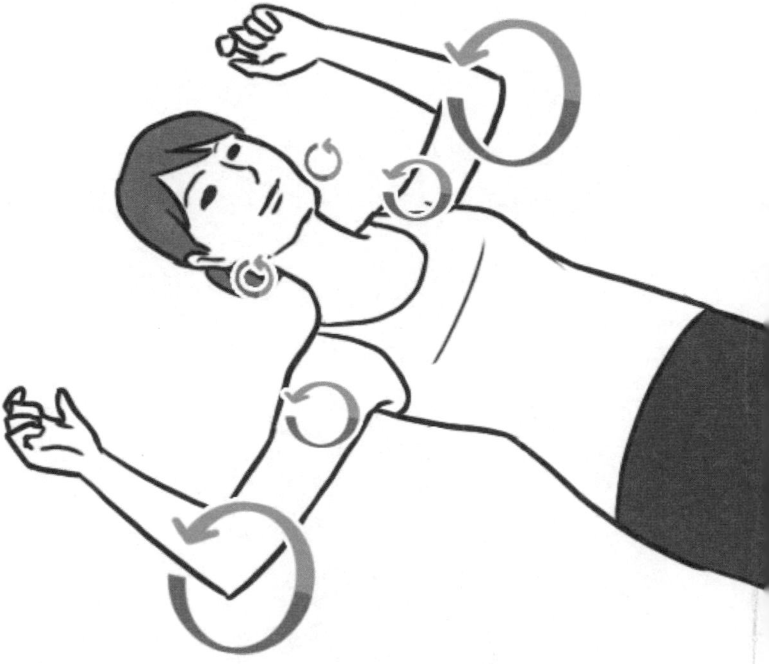

搭車時的消除水腫自我療法

減輕足部疲勞

【功效】

- ●舒緩全身性水腫
- ●消除足部疲勞

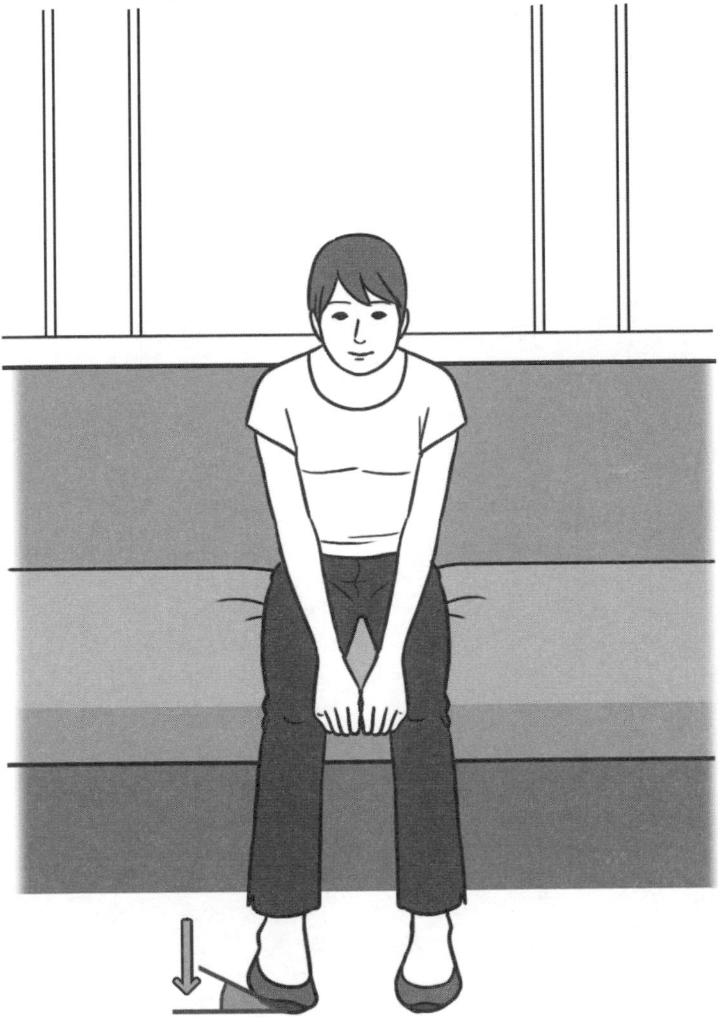

❶雙手握拳夾在雙腳之間，單腳拇趾先接觸地板，腳掌才慢慢整個放下，小趾最後落下。
❷僅用單腳站立，確認足部是否變得輕盈。
❸左右腳輪流進行幾次。

結語

各位有聽過傷口不需消毒、傷口不能消毒這種事嗎？

如果消毒傷口，那些特地趕來幫忙治療傷口的白血球、皮膚組織，以及纖維母細胞（Fibroblast）也會一起通通被消毒藥水殺死。

此外，也會殺掉用來保護皮膚的好菌，甚至傷害健康的皮膚。

目前醫學界的常識已經改為不需消毒傷口。

雖然需要保持傷口的清潔，但是需要消毒的情形其實少之又少。

過去我們認為「有傷口就要先消毒」。然而，不知何時「不需消毒」已經成為一項醫學常識。

或許過程中會耗費不少時間，但是很多常識都是會改變的。

跑馬拉松時不要喝水、立定跳有益健康、打完球後不能冰敷肩膀。這些常識確實曾經存在於某個時代。

用拍打、揉捏的方式治療肩痛或是腰痛。做一些肌肉訓練、做伸展運動會很有效……。這些全都是過去的「常識」。

不過，那些全都是錯誤的。我們會持續主張不能對疼痛的肌肉揉捏、按壓、拉扯，直到這些觀念成為「常識」的那一天。

重點是不勉強、不努力、不用力。

就像下黑白棋到了最後關頭，黑棋也很可能會在瞬間全變成白棋，我們相信「常識」終會有改變的一天。

本書中提到的體操療法都很有效，相信只要正確執行，就能獲得意想不到的效果。

肌肉就能變得鬆軟、軟綿綿的。

希望各位能夠持續使用我們所建議的體操療法。

萬一無法達到預期效果，請不要執意繼續，可以參加佐藤式淋巴痠痛療法講師、肌肉放鬆指導員（MRT Master）、自我照護指導員（Self-care Master）在日本全國各地所舉辦的免費講座，實際去體驗適當的力道。

諮詢單位：佐藤式淋巴瘦痛療法事務局（MEDICA SADOU）

☎（日本）052-768-5273

www.lymphcare.org

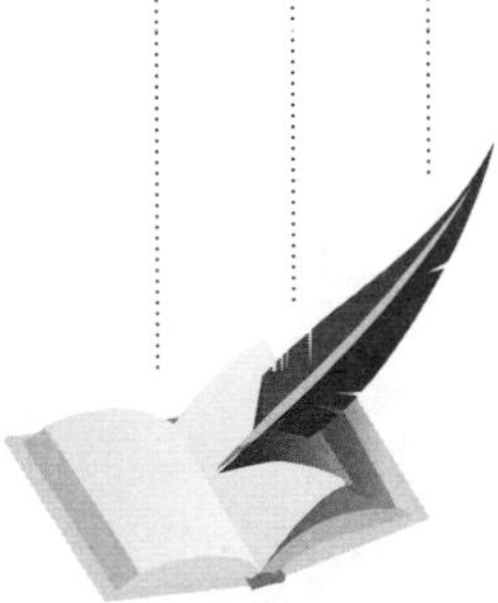

Note

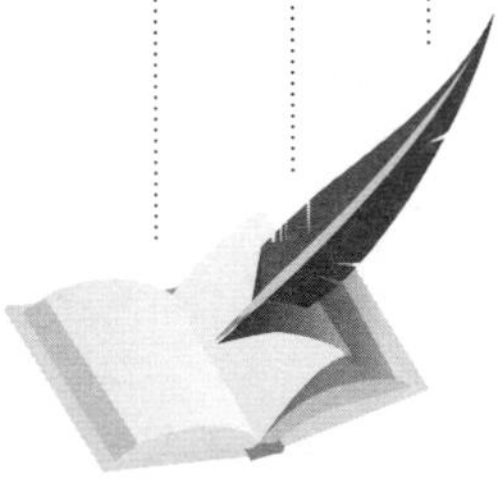

國家圖書館出版品預行編目（CIP）資料

解放疼痛的伸展全書：日本醫師 8 招鬆筋舒活法 /
佐藤青兒作；張萍譯. -- 初版. -- 新北市：世茂,
2019.08
面；　公分. --（生活健康；B469）
譯自：筋肉をゆるめる体操：体のコリと痛みに
悩まない
ISBN 978-957-8799-85-1（平裝）

1.健康法
411.1　　108008762

生活健康 B469

解放疼痛的伸展全書：日本醫師 8 招鬆筋舒活法

作　　者／佐藤青兒
主　　編／陳文君
翻　　譯／張萍
編　　輯／陳怡君
封面設計／李小芸
出 版 者／世茂出版有限公司
地　　址／（231）新北市新店區民生路 19 號 5 樓
電　　話／（02）2218-3277
傳　　真／（02）2218-3239（訂書專線）
（02）2218-7539
劃撥帳號／ 19911841
戶　　名／世茂出版有限公司
世茂網站／ www.coolbooks.com.tw
排版製版／辰皓國際出版製作有限公司
印　　刷／世和彩色印刷股份有限公司
初版一刷／ 2019 年 8 月

ISBN／ 978-957-8799-85-1
定　　價／ 280 元